AF343086

Conserver la Couverture

294

31
90

HYGIÈNE, MÉDECINE

PARFUMERIE, PHARMACIE

BIBLIOTHÈQUE DES RECETTES PRATIQUES

Chaque volume, broché, **2** fr. ; relié, **2** fr. **50**.

En préparation :

RIS-PAQUOT

L'Habitation (immeuble). . . . . 1 vol.
La Cuisine. . . . . 1 —
Les Boissons et Liqueurs. . . . . 1 —
Les Desserts. . . . . 1 —
La Basse-Cour. . . . . 1 —

Chaque volume. . . . . 2 fr.

Déjà paru :

L'Art de restaurer soi-même les faïences, porcelaines et cristaux. — 1 vol. . . . . 2 fr.
Manuel du Collectionneur de Timbres (timbresposte, timbres fiscaux). — 1 vol. . . . . 2 fr.
Le Vêtement et les accessoires de la toilette. — 1 vol. . . . . 2 fr.
Le Mobilier et les objets qui s'y rattachent. — 1 vol. 2 fr.
Les Petites Occupations manuelles et artistiques d'amateur. — 1 vol. . . . . 2 fr.
La Cuisine maigre. — 1 vol. . . . . 2 fr.

Mme L. ROUSSEAU

L'Art d'entretenir les fleurs et plantes d'appartement. — 1 vol. . . . . 2 fr.
L'Art de passer son temps au bord de la mer. — 1 vol. . . . . 2 —

ÉVREUX, IMPRIMERIE DE CHARLES HÉRISSEY

HYGIÈNE
MÉDECINE

PARFUMERIE, PHARMACIE

PAR

RIS-PAQUOT

SOINS ET HYGIÈNE — DIFFÉRENTS AGES
SIASONS — SOINS DU CORPS
MÉDECINE DOMESTIQUE
CLASSEMENT DES MALADIES
AVEC LEURS REMÈDES, PAR ORDRE ALPHABÉTIQUE

PHARMACIE USUELLE
CLASSEMENT DES RECETTES
PAR ORDRE ALPHABÉTIQUE

PARFUMERIE, SOINS DE LA BOUCHE
DES CHEVEUX, ETC.

PARIS

LIBRAIRIE RENOUARD
HENRI LAURENS, ÉDITEUR
6, RUE DE TOURNON, 6

AUX LECTEURS

La santé, le plus précieux de tous les biens, dépend de l'entretien et du fonctionnement normal de la machine humaine.

La moindre cause accidentelle venant rompre l'équilibre qui lui est indispensable, amène la maladie qui, la plupart du temps, peut être évitée par la stricte observation des lois de l'hygiène.

Une indisposition, une maladie vient-elle à se déclarer, le rétablissement de la santé est dû souvent à l'application immédiate de certains médicaments ; à la prompte venue du docteur, et à l'intelligente exécution des remèdes qu'il prescrit.

A la campagne, dans les faubourgs éloignés du centre de la ville, on n'a pas toujours malheureusement sous la main, au moment voulu, le médecin d'abord, puis les médicaments nécessaires pour enrayer de suite la maladie et soulager celui qui souffre.

C'est en vue de remédier à ces deux inconvénients que ce livre a pris naissance.

Hygiène ! Médecine ! Pharmacie ! Parfumerie ! sont les différents sujets que nous allons traiter.

Tout ce qui peut se faire en attendant la visite du médecin y sera indiqué. Tous les remèdes que l'on peut préparer soi-même y figureront, de même que la manière de les employer, sans jamais, pour cela, empiéter sur le domaine de la science, de l'art médical dont le docteur et le pharmacien sont les seuls représentants autorisés.

Nos lecteurs trouveront donc, dans nos conseils d'*hygiène*, dans notre *médecine domestique*, dans notre *pharmacie usuelle*, de précieux renseignements leur permettant d'éviter, de soulager, de guérir même une foule d'indispositions passagères, de petits bobos et accidents pour lesquels la prompte application des remèdes peut suppléer momentanément à la présence du docteur, sans pour cela négliger de recourir à sa science, dès que se manifestent les premiers symptômes de la maladie.

Dans la partie consacrée à la parfumerie, les femmes soucieuses de conserver les attraits et les charmes dont la nature s'est plue à les doter, trouveront les éléments nécessaires pour entretenir leur beauté et leur fraîcheur.

Aux qualités du cœur doit s'unir, chez la femme, un soin extrême de sa personne mêlé à une pointe de coquetterie qui la rend, à nos yeux, la véritable reine du logis.

RIS-PAQUOT.

PREMIÈRE PARTIE

HYGIÈNE

HYGIÈNE

Sans l'aimable santé, mère de l'allégresse,
En vain la fortune caresse :
Santé passe grandeur, santé passe richesse.

SAINT-USSANS.

SOINS ET HYGIÈNE

AUX DIFFÉRENTS AGES DE LA VIE

La santé ! c'est la richesse du pauvre !

La santé ! c'est aussi le véritable sourire du bonheur en ce monde.

Sans la santé, l'homme n'est ici-bas qu'une créature misérable. Que faut-il donc faire pour garder intact un si précieux trésor?... pour soustraire ce corps si frêle à toutes les maladies qui sont toujours prêtes à fondre sur lui? Presque rien : se soumettre avec la plus passive obéissance aux lois et aux prescriptions que commande l'hygiène. Eviter l'abus que l'on fait de sa santé et savoir se choisir un milieu convenant à son tempérament, si l'on veut conserver cette harmonie, ce parfait équilibre dans lequel toutes les fonctions indispensables au maintien de la vie s'exécutent avec régularité, liberté et facilité.

DES DIFFÉRENTS AGES

Quatre âges ou époques différentes se partagent notre vie à partir du moment de la naissance jusqu'à l'époque de la mort naturelle ; ce sont : l'*enfance*, la *jeunesse*, l'*âge adulte*, la *vieillesse*.

A chacune de ces époques le corps exige certains soins tout particuliers constituant ce que l'on appelle l'hygiène.

DE L'ENFANCE

Des fondations d'une maison, dit-on, avec juste raison, dépend par la suite sa solidité ; nous pouvons affirmer qu'il en est de même pour notre corps.

Du jour où nous naissons, nous avons besoin d'aliment et les premières gouttes du lait que nous prenons doivent être saines, proportionnées à nos besoins, émanant d'une personne en pleine santé, dont le lait ne soit ni fatigué, ni échauffé par les privations, les veilles ou les excès de n'importe quelle nature, car c'est dès le plus jeune âge que les fonctions digestives et cérébrales possèdent la plus grande activité.

On ne bâtit pas un édifice solide et durable avec du sable, dit-on vulgairement ; c'est donc de la nourrice qui nous est donnée, dans le lait substantiel, riche et généreux que nous puisons, que provient, plus tard, ce germe de santé et de force qui, un jour, fera de nous des sujets robustes et vigoureux.

Avec un lait impur s'infuse dans notre corps le

germe de bien des maladies. Ce lait, suivant la nature du sujet qui le fournit, peut inoculer en nous le germe de la phtisie, des dartres, la scrofule, le scorbut, la pierre, la gravelle, la goutte et autres maux : aussi faut-il, avant de prendre une nourrice, la soumettre à l'examen sérieux du médecin, pour ne pas confier à la première venue l'enfant qui doit lui demander la vie et la santé.

Avoir une nourrice chez soi, quand faire se peut, est préférable à tout autre mode : on peut mieux la réglementer, lui éviter toute fatigue ou excès. Il faut surveiller sa nourriture pour que cette nourriture soit assez épicée, la priver des salaisons et viandes fumées qui lui sont contraires. On doit veiller à ce que les aliments qu'on lui donne ne soient ni trop riches ni trop succulents, ce qui, amenant un brusque changement dans sa manière de vivre, l'exposerait à devenir malade.

Dépendant d'elle, il faut savoir passer sur bien des caprices ; lui éviter toute contrariété, tout sujet de colère pouvant troubler son lait.

L'allaitement sera fait régulièrement et l'enfant sera l'objet d'une grande propreté.

Les maladies inflammatoires de l'appareil digestif étant très fréquentes chez les jeunes enfants, il ne faut pas s'en étonner outre mesure : elles ne sont provoquées, la plupart du temps, que par le développement rapide du corps.

Le berceau doit toujours se placer en face du jour, pour que l'enfant reçoive directement la lumière, ce qui l'empêchera de contracter la fâcheuse habitude de loucher.

On doit également, lorsqu'on enveloppe les enfants

dans le maillot, éviter de placer un tampon d'étoffe, serviette ou lange, entre leurs jambes, ce qui entretient l'humidité et échauffe les cuisses. L'épaisseur de ce linge finit aussi, à la longue, par arquer et déformer les jambes de ce corps encore si frêle. Il en est de même lorsque l'on veut les faire marcher trop tôt, ou qu'on les laisse séjourner longtemps sur les pieds; le poids du corps finit par faire fléchir les jambes.

Dentition. — L'époque de la dentition est pour l'enfance un moment difficile; elle s'effectue à l'âge de six mois pour ne se terminer qu'à deux ou trois ans. Le cerveau devient alors le centre permanent de fluxions et le siège de maladies souvent mortelles. Pour les tempéraments délicats, cette première époque apporte avec elle les feux de dents, des aphtes, de la toux, le flux de ventre, la fièvre, l'insomnie et les convulsions. C'est par l'hygiène seule que l'on prévient les accidents de la dentition. Les feux de dents amènent avec eux la fièvre et les démangeaisons par tout le corps, indispositions qui se combattent par des bains d'eau tiède dans laquelle on fait cuire une fraise de veau ; c'est un calmant souverain.

Le rhume de cerveau, dans l'enfance, se guérit en plaçant dans le nez une petite cigarette de beurre frais, sans sel.

Pour les convulsions, il faut empêcher les dents de se serrer. On place pour cela dans la bouche soit un morceau de réglisse de bois ou de racine de guimauve, soit au besoin la spatule d'une cuillère : on doit surtout éviter d'y introduire le doigt qui peut en sortir très meurtri, les chairs coupées jusqu'à l'os.

Les bains sont le meilleur remède à employer pour combattre les convulsions.

La constipation est également à redouter chez les jeunes enfants.

Le lait, les œufs, les potages, voilà la seule nourriture convenant au premier âge ; c'est folie que de vouloir imposer à ces fragiles estomacs une alimentation qu'ils ne sont pas en état de supporter avant l'âge de quatre ou cinq ans. Laissons de côté le vin vieux et généreux pour conserver aux nourrissons l'usage du lait, ils ne s'en porteront que mieux.

Mères attentives qui veillez avec un soin jaloux sur votre progéniture ; mais qui êtes impuissantes à lui épargner une chute, n'ayez aucune crainte sur les suites de cet accident si l'enfant ne s'évanouit pas. S'il s'évanouit, redoutez le contre-coup ou des convulsions dans les neuf jours, n'hésitez pas alors à appeler de suite un médecin.

Les dents de lait doivent tomber d'elles-mêmes, laissant ainsi à celles du dessous le temps de se développer et de se faire place. En les enlevant prématurément on hâte leur croissance et leur fait prendre une place qu'elles n'auraient pas occupée autrement : l'élargissement de la mâchoire n'ayant pas eu le temps de se produire.

A la propreté excessive que réclame l'enfance il faut aussi joindre la plus grande liberté dans les mouvements ; c'est un grand tort de les emprisonner comme le font certaines mères dans des maillots trop serrés où ils ne peuvent se mouvoir.

La compression de ces frêles petits membres peut les déformer à un tel point que la conformation la plus régulière est exposée à avoir bientôt la colonne vertébrale voûtée, les épaules élevées, la poitrine plate, etc., toutes causes déterminant soit des convulsions, soit l'étisie ou une maladie de poitrine. C'est avec la liberté des mouvements que circulent la santé et la vie, que la respiration se fait normalement, ainsi que la digestion.

Nourriture. — Le lait, rien que le lait maternel ou celui de la nourrice, voilà la seule nourriture qu'exige l'enfant pendant les trois ou quatre premiers mois de la naissance. Ce lait contient en lui tous les éléments nécessaires à son hygiène.

Dès le cinquième mois, on peut ajouter des mets légers, tels que le pain lavé, cuit à l'eau et trempé dans du lait tiède; une panade avec du beurre. Les autres mets, trop lourds pour son faible estomac, l'exposeraient aux indigestions, aux coliques, aux diarrhées, aux vers et à une foule d'autres maladies inflammatoires.

Sevrage. — L'apparition des dents indique l'époque du sevrage. C'est ordinairement vers la fin de la première année que l'on cesse l'allaitement.

Le sevrage, dans l'intérêt réciproque, doit se faire d'une manière insensible, sans transition brusque, en ajoutant de jour en jour une nouvelle quantité d'aliment au lait, pour arriver graduellement à le supprimer complètement : les organes digestifs de l'enfant s'accommodent vite à une nourriture plus substantielle. En agissant ainsi, la sécrétion laiteuse moins provoquée chez la mère, diminue progressivement sans causer chez elle aucun désordre.

A l'âge de trois ans, si l'enfant est d'une bonne santé, on peut commencer à l'habituer à manger toute espèce d'aliments, mais il faut le rationner, réglementer ses heures de repas. L'eau rougie seule doit lui servir de boisson ; ne jamais lui donner ni vin pur, ni bière, sous prétexte de le fortifier. Pour éviter ces abus ou faiblesses, souvent involontaires, de la part des parents, les enfants doivent manger à part, avec leur bonne, et n'être admis à la table des parents que lorsqu'ils sont en état de manger proprement les mêmes mets que les grandes personnes.

Jouets. — Le choix des jouets exige une grande surveillance, certains d'entre eux étant recouverts de couleurs dans lesquelles il entre des sels d'arsenic, de chrome, de cuivre et de mercure, substances très pernicieuses pour la santé. L'instinct naturel chez les enfants étant de tout porter à la bouche, et de sucer, le manque de surveillance à l'égard des jouets peut entraîner bien des malaises dont on ignore souvent la véritable cause.

Il en est de même pour les bonbons coloriés.

Lit. — Un matelas de fougère est ce qu'il y a de plus sain pour les enfants ; il leur évite bien des maladies.

On doit faire coucher l'enfant sur le dos, ce qui le maintient plat, ainsi que le ventre, bien que cela comprime un peu les mouvements du cœur et du poumon.

Croissance. — Lorsque la croissance se fait trop vite, ce qui affaiblit beaucoup, on se procure de la sciure d'os chez le boucher. on en met dans le bouillon, cela remplace le sirop de chaux, d'une digestion toujours difficile.

Instruction. — Lorsque l'enfant est en âge de commencer à étudier. on doit lui donner un pupitre pour qu'il puisse écrire à l'aise, et que son livre soit plus rapproché des yeux que la feuille de papier sur laquelle il écrit, afin qu'il ne devienne myope.

On surveillera attentivement la position du corps, empêchant le sujet de se courber sur lui-même, pour éviter toute fatigue à l'estomac.

L'éclairage doit venir de gauche à droite, car le jour venant de face est très défectueux pour la vue.

Évitez. autant qu'il est en votre pouvoir, de fatiguer ces fragiles cervelles pour en faire de ces prodiges qui flattent l'amour-propre ; mais qui expose la santé des enfants sans aucune compensation pour l'avenir.

Chaussures. — Le choix des chaussures, à cet âge où l'on trottine toute la journée, demande aussi une certaine attention : il les faut à lacet, sans talon, ne serrant pas les cous-de-pied. Les talons fatiguent énormement, de plus, ils ont l'inconvénient de déplacer l'aplomb du pied et de faire dévier les genoux.

ADOLESCENCE

De quatorze à seize ans, âge de l'adolescence, il s'opère chez l'enfant une transformation le métamorphosant entièrement : d'enfant il devient jeune homme ou jeune fille selon le sexe.

Ni chair ni poisson, comme on dit vulgairement, il ne savait jusqu'alors ce qu'il était ni ce qu'il deviendrait, mais comme la chrysalide transformée papillon et étalant au grand jour ses séduisantes couleurs, comme elle, dorénavant, il se sent vivre et appelé à remplir un rôle dans la société.

Bien que chez certains jeunes gens cet âge passe pour ainsi dire inaperçu et ne se révèle que par de légères hémorragies et irritation pulmonaire qui, bien soignées, disparaissent bien vite, avec les autres maladies de l'enfance, il n'en est pas de même chez la jeune fille, dont la nature plus précoce, plus sentimentale, plus impressionnable, subit plus fortement et plus profondément cette terrible secousse.

Chez la femme, les choses se passent tout autrement : à l'insouciance du jeune âge fait place la mélancolie et la tristesse ; de vagues désirs, encore indécis, s'emparent de son esprit : les maux de tête, les vertiges, les palpitations, les rêves, les insomnies, les éruptions variées de la peau, les douleurs dans les hanches, aux cuisses, deviennent les précurseurs, annonçant l'apparition prochaine du malaise périodique qui régit la santé de la femme. C'est en un mot un état de nervosité complet, pour lequel les plus grandes précautions sont à prendre. Ce qu'il faut éviter surtout, en ce moment, ce sont les refroidissements, une nourriture trop substantielle et l'inactivité : on doit attendre patiemment que le travail de la nature s'opère de lui-même, sans chercher à le provoquer.

L'AGE ADULTE

De seize à vingt-cinq ans s'ouvrent, pour le jeune homme, l'espérance et l'avenir ! C'est le printemps de la vie ! L'âge où il entrevoit à travers mille et une illusions le riant côté de l'existence : l'âge où il commence à songer, après avoir acquitté sa dette envers la patrie, à s'associer une compagne dont la tendre sollicitude l'aidera à parcourir gaiement les différentes étapes de la vie, car l'heure des soucis n'a pas encore sonné pour lui.

Avec les enfants s'envolent bien des rêves chimériques. Grâce à eux le père sent s'accroître en lui l'énergie au travail qui doit leur procurer un jour le bien-être.

A cet âge, du reste, les maladies sont rares, sauf les affections pulmonaires.

Il arrive ainsi jusqu'à trente-six ans, époque où se déclarent généralement les affections du foie, et des autres viscères abdominaux ; les névralgies, les rhumatismes, la goutte et les dartres.

A quarante ans on est sujet aux apoplexies, aux affections cancéreuses, etc., dont on peut se préserver, la plupart du temps en observant strictement les préceptes de l'hygiène.

De quarante à quarante-cinq ans c'est pour la femme l'époque de l'âge critique, et, suivant la façon dont s'opère le travail de la nature, sa santé devient chancelante ; elle est sujette aux migraines, à l'asthme, aux rhumatismes, à l'embonpoint, à la phtisie pulmonaire et autres maux résultant de l'état où elle se trouve et dont le dénouement peut devenir fatal, à la moindre imprudence, si l'on n'a soin d'en prévenir la venue par une médication préventive.

En cet état il faut soigneusement éviter la constipation, les purgatifs violents, les veilles, les fatigues, le froid, les émotions et les aliments échauffants.

L'exercice et la transpiration sont également des préservatifs qu'il ne faut pas négliger si l'on veut conserver sa santé.

LA VIEILLESSE

La joie du présent appartenant à la jeunesse, il ne reste plus pour l'âge mûr, c'est-à-dire la vieillesse, que le souvenir du passé dans lequel elle se complaît et s'éteint.

La vieillesse, c'est l'hiver de la vie, le retour vers l'enfance.

A soixante ans, les muscles sont moins énergiques, les articulations moins flexibles, les jambes fléchissent, les sécrétions diminuent, les organes des sens perdent leur sensibilité, le cœur ralentit ses battements ; il distribue dans les veines un sang moins généreux : les cheveux blanchissent ; les dents tombent ; les facultés intellectuelles baissent ; la mémoire s'éteint, etc. ; c'est la décrépitude en un mot, qui précède souvent de quelques pas l'enfance.

L'homme cependant, quoique vieux, peut longtemps encore jouir de ses facultés s'il sait se créer un régime particulier propre à son tempérament ; s'il est réservé dans le choix et la qualité des aliments qu'il prend ; si, au lieu de rester inactif, il sait se donner un exercice proportionné à ses forces et entretenir son intelligence par des travaux sagement mesurés.

En cas d'indisposition les remèdes doivent être doux, accompagnés de consolations morales.

A la vieillesse, il faut l'hygiène de l'enfance, la propreté et les vêtements chauds.

DES SAISONS

Chaque changement de saison se fait sentir jusque dans notre organisme, dont il vient modifier les fonctions, en dilatant ou resserrant les pores des tissus.

Bien que ces changements ne soient que passagers, leur influence sur nos organes n'est pas douteuse, elle s'exerce sur notre économie d'une manière différente selon les saisons, l'âge et le tempérament propre à chaque sujet.

Printemps. — Avec le réveil de la nature engourdie dans le long sommeil de l'hiver, il se produit sur la plante, comme chez l'homme, une aspiration nouvelle mettant en mouvement la sève chez l'une, et le sang chez l'autre.

Le sang, chez l'homme, semble puiser, dans cette résurrection physique provoquant la dilatatation des pores de la peau, une sorte de vigueur et d'activité qui en accélèrent l'évolution. Ils paraissent vouloir expulser du corps l'amas d'humeur accumulé l'hiver tant par l'inaction prolongée que par l'excès de nourriture plus substantielle qu'un repos forcé, un sommeil prolongé n'ont pu, dans cet état sédentaire, éliminer par la transpiration naturelle.

L'hygiène veut qu'au printemps l'alimentation soit

plus légère. Si la nature nous offre à ce moment ses produits nouveaux, agneaux, poulets, lait, œufs, légumes de toutes sortes, c'est parce qu'elle sait que nous avons besoin d'épurer notre sang, ce que nous ne pouvons faire qu'avec les aliments rafraîchissants qu'elle place à propos sous notre main.

A cette époque de renouveau, les boissons alcooliques sont plus que jamais à éviter; le vin pur lui-même, qui dans certains moments est un excitant, serait plus nuisible que bienfaisant à ce moment de l'année.

L'été. — Cette saison, dont tout le monde aime la venue, parce qu'elle est celle des plaisirs champêtres, des voyages, des bains de mer, etc., n'est cependant pas la meilleure pour notre corps, surtout lorsque l'été est chaud et humide. Sous cette température débilitante, les organes exécutent à peine leurs fonctions; les liquides du corps humain, soumis à la double action du calorique et de la vapeur, tendent à faire effervescence et à inonder de sueur la surface du corps; ce qui prédispose aux fièvres pernicieuses.

C'est particulièrement pendant l'été que l'estomac se détraque; qu'il se produit sur l'appareil digestif une espèce d'atonie le rendant difficile et paresseux; ce qui fait souvent que, sous prétexte de l'exciter et de lui faire reprendre ses fonctions, on a recours à une alimentation échauffante achevant de le débiliter complètement. De là, viennent les faiblesses générales du corps et le manque d'énergie des facultés intellectuelles.

A part les épidémies, au bilan des maladies qu'apporte annuellement avec lui l'été, il faut ajouter les méningites, les congestions cérébrales, les attaques d'aliénation mentale, les maladies gastro-intestinales et gastro-hépatiques ; sans parler des nombreuses fluxions de poitrine, provenant d'un temps d'arrêt survenu dans la transpiration, en passant trop brusquement, étant en sueur, d'un endroit chaud à un endroit frais, dont le bien-être momentané fait oublier le danger auquel on s'expose.

L'hygiène exige en cette saison, si l'on veut se bien porter, d'éviter tout excès ; de ne faire usage que d'aliments substantiels non échauffants, que de boissons toniques.

Ce qu'il faut surtout éviter, c'est de boire froid ayant chaud, de trop boire, et de faire un usage immodéré de la glace et des boissons alcooliques ; agents desquels ils faut se défier en cette saison.

L'automne et l'**hiver** apportent avec eux une foule de maladies auxquelles ces saisons, tour à tour froides et humides, ne sont pas étrangères. L'automne avec ses intermittences de chaleur et d'orages, ses vents et l'humidité de ses nuits, est aussi redoutable que l'hiver avec ses froids pénétrants, ses brouillards intenses.

L'été, si la sueur enlève une partie des humeurs nuisibles à la santé, l'hiver, ces humeurs, ne trouvant plus de moyen naturel d'expulsion hors de l'organisme, se concentrent à l'intérieur et deviennent la cause déterminante des maladies. Ce qu'il faut redouter le plus pendant les hivers pluvieux, ce sont les affections catarrhales et les lésions nerveuses de l'abdomen, les fièvres adynamiques, les rhumatismes.

Avec la saison froide, renaît l'appétit, le corps reprend ses forces et sa vigueur, et, pour peu que l'hiver soit sec, les digestions et la circulation s'opèrent avec facilité.

La chaleur intérieure et extérieure du corps maintenue par des vêtements chauds, par la chaleur artificielle, par une nourriture substantielle, le corps tenu libre, sont les meilleurs moyens pour se préserver des maladies qu'aucune autre cause accidentelle ne vient déterminer.

SOINS DU CORPS

Indépendamment des soins intérieurs que réclame le corps au point de vue de l'alimentation, il est encore soumis à des soins tout aussi importants qui constituent ce que l'on appelle l'*hygiène extérieure du corps*.

Nous ne parlerons pas du vêtement, ayant déjà traité ce sujet dans un précédent volume [1], mais des différentes ablutions, bains, lotions, frictions et lavages auxquels doivent être soumises toutes les parties extérieures du corps.

Bains. — La propreté générale du corps exige que l'on prenne de temps à autre de grands bains. Ce n'est point un acte de coquetterie, mais bien un précepte d'hygiène, ayant pour but de nettoyer la peau, et pour effet, de faciliter la transpiration insensible et les sécrétions folliculaires. La propreté de la peau

[1] Voir le *Vêtement*.

lui permet ainsi d'exercer ses fonctions de sécrétion, d'excrétion, d'absorption et de respiration reconstituant notre organisme intérieur. Les bains de propreté doivent se prendre plutôt tièdes que chauds et ne doivent pas dépasser 30 degrés : ils sont alors calmants et relâchants pour les tempéraments bilieux et irritables. Trop chauds, ils deviennent excitants, stimulants et sudorifiques. Un bain, pour être profitable, ne doit pas dépasser une demi-heure : ce qu'il faut éviter surtout, c'est le brusque refroidissement à sa sortie, aussi conseillons-nous, aussitôt habillé, de faire une marche d'un quart d'heure environ pour ramener et entretenir la chaleur vitale.

On ne doit se mettre au bain que deux ou trois heures après avoir mangé, lorsque la digestion est entièrement terminée. On peut, sans aucun danger, prendre deux bains par semaine en été, et un tous les quinze jours en hiver.

Bains de pieds. — Ces bains partiels doivent se prendre le plus souvent possible. En été, il en faut au moins un ou deux par semaine ; leur durée doit être courte, environ douze à quinze minutes, leur température modérée, de manière à ne causer aucune sensation pénible.

Ablutions locales. — Tous les jours, matin et soir, se laver le visage, les mains et les pieds. Pour leur toilette les dames emploieront de préférence l'eau de thé. L'eau chaude n'est pas de rigueur pour cela, mais avec l'aide du savon elle dissout mieux les parties grasses que l'eau froide. Ces ablutions réitérées enlèvent les poussières déposées sur la peau qui en obstruant les pores, empêchent la transpiration d'opérer régulièrement ses fonctions. Nous conseillons, pour cette toilette quotidienne d'employer de préférence la pâte d'amande bise amère au lieu de savon; elle donne une eau onctueuse et laiteuse, nettoyant à merveille la peau sans en boucher les cavités.

La tête. — A ces extrémités seulement ne doit pas se borner le lavage : la tête sera aussi l'objet d'une foule de petits soins particuliers qui, en même temps que la propreté, auront pour mission de rafraîchir la peau et de redonner à certaines parties la tonicité qu'elles ont perdue, de remédier enfin aux outrages que les années font éprouver.

Le cosmétique vient alors à notre secours et rend, au visage flétri par les veilles et le travail, l'apparence de charmes qui n'existent plus.

Les cheveux, mauvais conducteurs du calorique, ont pour double mission de soustraire le crâne à l'action directe du chaud et du froid, puis de le préserver des coups directs que serait susceptible de recevoir l'enveloppe cranienne.

L'humidité des cheveux est tout à fait contraire à la santé et à leur conservation; que la transpiration en soit la cause directe, ou pour tout autre motif, il faut toujours, lorsqu'ils sont mouillés, les essuyer avec une serviette sèche ou un linge de flanelle et ne se recoiffer que lorsqu'ils sont entièrement secs.

L'usage de l'eau pour lisser les cheveux leur est donc très préjudiciable et ne fait qu'activer leur chute.

Les pommades et les huiles sont également contraires aux cheveux, elles bouchent les pores de la bulbe capillaire et empêchent l'absorption et l'évaporation qui lui sont nécessaires. Lorsque le cuir chevelu devient sale, il suffit de le laver de temps à autre avec un jaune d'œuf et du rhum, ce qui rend également les cheveux souples et brillants. Le rhum, par son principe astringent, fortifie la racine, en resserrant les chairs.

La chevelure peut encore se nettoyer parfaitement en faisant usage d'une décoction de racine de saponaire dans un demi-litre d'eau et en s'en lavant rapidement la tête lorsqu'elle est encore chaude. On essuie ensuite les cheveux avec un linge chaud.

Chez les personnes dont le cerveau est sans cesse en travail, il se forme une foule de pellicules que l'on ne parvient à enlever et prévenir qu'en se lavant de temps à autre la tête à l'aide de la solution suivante, savoir :

Savon noir	30 grammes.
Alcool.	10 —
Essence de lavande	1/2 —

La tête bien lavée, parfaitement essuyée avec un linge chaud, on l'enduit de temps à autre du mélange suivant :

Tanin.	3 grammes.
Glycérine	45 —

Une autre recette pour nettoyer les cheveux consiste à faire bouillir 150 grammes de bois de Panama dans un litre d'eau, et, une fois le liquide bien filtré, à s'en laver la tête le soir, pour achever ensuite le lendemain matin le nettoyage avec du rhum.

Nettoyage des fausses nattes. — Lorsqu'un produit est bon, pourquoi chercher à s'encombrer d'une foule d'autres ? Ne vaut-il pas mieux en tirer tout ce qu'on est en droit d'en attendre ? C'est ce qui nous fait vous proposer encore ici dans ce cas la neufaline.

Plusieurs dames auxquelles nous avions recommandé ce produit ont bien voulu nous seconder dans nos expériences et ont obtenu des résultats tellement satisfaisants que nous nous empressons, avec leur assentiment, de vous les transmettre.

« La neufaline, nous écrivait l'une d'elles, que sur votre conseil nous avons essayée, nous a véritablement surpris par les résultats que nous en avons obtenus : les cheveux que nous avons nettoyés avec ce produit n'ont perdu aucune de leurs qualités; ils ont conservé leur couleur et leur souplesse, sans perdre leur brillant. »

Notre procédé est simple :

Tremper pendant trois minutes les cheveux dans la neufaline, les retirer pour les essuyer mèche par mèche, voilà tout.

Nous ne conseillons guère l'emploi de tous les cosmétiques recommandés à grand renfort d'annonces, pour la pousse et la teinture des cheveux. Il peut y en avoir d'excellents, mais ils sont si rares et si souvent nuisibles à la santé que le mieux est de s'en abstenir; du reste, ils n'atteignent jamais le but indiqué et désiré.

Ne vous désolez pas pour cela, jeunes filles et jeunes femmes, de la couleur dorée de votre chevelure, remerciez au contraire la nature de ce qu'elle vous a donné, car bien des brunes et des blondes envient la blancheur et la finesse de votre peau ; elles ont beau se teindre les cheveux, elles n'arriveront jamais à égaler les reflets de votre luxuriante chevelure, ni la blancheur mate de votre teint.

Ce qu'elles ne peuvent faire, il vous est loisible de le faire (nous sommes loin de vous le conseiller), vous pouvez, sans aucun danger pour votre santé, teindre votre chevelure en vous servant d'une pommade ou mixtion composée d'oignon blanc et de buis infusés dans de l'huile et de la graisse de bœuf.

Pour les gens chauves, rien au monde, rappelez-vous-le, ne peut faire renaître les cheveux tombés faute de nutrition.

Si la chute des cheveux n'est qu'accidentelle, sans maladie préalable du cuir chevelu, ils repousseront d'eux-mêmes sans le secours d'aucun excitant.

Plus on coupe les cheveux, plus ils poussent, les bulbes acquerront de ce fait une augmentation d'activité; mais il faut, pour ce faire, choisir un temps favorable si l'on veut éviter les rhumes et les bronchites.

Des cheveux passant aux sourcils, nous dirons que l'arc sourcilier bien dessiné contribue puissamment à l'expression du visage. On doit, pour les entretenir lisses et brillants, les passer matin et soir à la brosse douce, imprégnée d'eau alcoolisée ou glycérinée, et ce, dans le sens de l'arc sourcilier, c'est-à-dire en commençant par la tête.

Chez l'homme, la barbe doit être également l'objet de grands soins ; comme les cheveux, son accroissement se trouve activé par la coupe.

Pour que la barbe conserve sa souplesse, il faut la laver simplement avec de l'eau tiède et du savon.

Aucune pommade, aucun cosmétique ne doivent être employés; un coup de peigne et de brosse est le seul soin qu'elle exige; mais lorsqu'elle est un peu longue, il faut la laver et peigner après chaque repas, car elle doit toujours être tenue dans le plus grand état de propreté.

Pour les personnes se faisant raser chez elles, nous leur conseillons d'avoir leur blaireau et leur rasoir à elles. Un rasoir ayant servi à une personne ayant des boutons peut vous les communiquer, la lame étant en contact avec la peau. Nous ne sommes guère partisan de la poudre de riz, pour la raison que la houpette que l'on emploie à cet usage sert souvent à essuyer le pus provenant des boutons écorchés par le rasoir, ce qui est aussi malsain qu'un rasoir sale. Quelques gouttes d'eau de Cologne ou de vinaigre dans l'eau sont préférables à tous les cosmétiques composés se vendant journellement sous le nom de parfumerie hygiénique et qui ne sont que de véritables irritants pour la peau.

La bouche sera aussi l'objet de tous les soins; une femme n'est réellement belle que lorsqu'elle possède une belle denture. Le plus gracieux sourire provenant d'une bouche dépourvue de ces perles blanches n'est jamais que l'esquisse d'une véritable grimace.

Pour l'homme comme pour la femme, les soins de la bouche font partie de l'hygiène.

Les dents doivent se laver tous les matins avec une brosse douce, pour ne pas irriter les gencives et ne pas les déchausser ou ébranler. La manière de se servir de la brosse n'est pas indifférente à la réussite de l'opération.

Hâtons-nous de dire que pour enlever le tartre existant à la base des dents, et ne point le reporter dans les interstices qui les séparent, il faut commencer par passer la brosse verticalement de bas en haut, de manière que si le tartre venait à s'y déposer, les poils, en s'y glissant, viennent à leur tour l'en déloger. L'éponge peut, pour les personnes sensibles des gencives, remplacer la brosse.

A toutes les poudres et à tous les dentrifices journellement en usage, nous préférons la cendre de cigare, triturée en pâte molle, à l'aide de la glycérine, avec addition de quelques gouttes d'essence ou d'huile de menthe.

On peut encore se servir, pour nettoyer les dents, de bois de quinquina et de poudre de cacao, dont on fait bouillir une pincée dans un verre d'eau. Non seulement cela blanchit les dents sans détériorer l'émail ; mais ce liquide raffermit encore les gencives.

L'eau de Botot, dont nous donnons plus loin la composition, et l'alcool de menthe, sont d'excellents produits qui, tout en raffermissant les gencives, procurent à la bouche une agréable fraîcheur.

Après chaque repas, on doit également se rincer la bouche avec une eau légèrement aromatisée, afin d'expulser les matières grasses et les molécules de nourriture qui peuvent s'y être introduites et communiquer, par suite de leur décomposition, par la salive, une mauvaise odeur à l'haleine.

Mauvaise haleine. — Je ne connais rien de plus répugnant qu'une mauvaise haleine : une femme, fût-elle belle, gracieuse, perd, par ce fait, la plus grande partie de ses charmes et de ses attraits.

Ce genre d'affection, qui provient soit de l'estomac, soit de mauvaises dents, se combat par de fréquents gargarismes à l'eau-de-vie et par un nettoyage des dents à la poudre de charbon.

Le *cachou*, l'*écorce d'orange*, le *cochléaria*, la *menthe* et le *gaïac* sont des substances qui, tout en raffermissant les gencives, enlèvent la mauvaise odeur de la bouche.

Les aliments acides, les sucreries, se transformant en acide lactique, sont contraires à l'émail dentaire; aussi faut-il toujours, par précaution, se rincer la bouche avec de l'eau tiède.

Les *lèvres*, par la finesse de la peau les recouvrant, sont sujettes à se gercer au moindre refroidissement de température.

Si le baiser qui tombe des lèvres fraîches et roses est envié, combien l'on appréhende et redoute celui que peuvent donner des lèvres échauffées ou crevassées; eh bien! ce petit accident disparaîtra bien vite si l'on a la précaution d'enduire les lèvres, matin et soir, de la pommade suivante préparée à chaud:

Cire blanche.	25	grammes.
Huile d'amandes douces	50	—
Carmin	25	centigrammes.
Huile volatile de roses.	25	—

Un autre moyen de prévenir la gerçure des lèvres, consiste tout simplement à passer dessus, avec le doigt, un mélange composé de 25 à 30 grammes d'eau de rose, additionnée de deux ou trois gouttes de laudanum.

Oreilles (les) demandent aussi un entretien et

une propreté constante. L'écoulement et l'accumulation du liquide visqueux (*cérumen*) qui s'en échappe, peut, s'il s'accumulait dans le tube auditif, devenir le point de départ de douleurs d'oreille et même de surdité passagère, qu'il faut éviter à tout prix.

Les oreilles se lavent à l'eau tiède et au savon. Pour nettoyer le tube auditif, on y introduit un des coins de la serviette, roulé sur lui-même ; une fois humecté d'eau chaude, on tourne et retourne ce tampon dans tous les sens, pour qu'il puisse s'emparer du cerumen. Cette opération plusieurs fois renouvelée en débarrasse complètement le cornet. On peut arriver au même résultat avec une petite éponge qui se vend pour cet usage, ou avec un cure-oreille en os ou en métal ; mais il faut alors agir très prudemment, en employant ces instruments.

A la moindre douleur que l'on ressent dans l'oreille on doit de suite y introduire un tampon d'ouate, imbibé d'une goutte d'huile d'amandes douces.

Lavage des mains. — Outre qu'il est inconvenant de se présenter devant le monde avec des mains sales, l'hygiène veut également qu'elles soient lavées plusieurs fois par jour, chaque fois que l'on touche à un objet malpropre ou malsain. On doit aussi se laver les mains avant et après chaque repas, pour ne pas contaminer les substances alimentaires que l'on touche avec les mains, tels que le pain, le fromage, les fruits, les gâteaux, etc.

Il importe peu que l'eau soit chaude ou froide, cela est indifférent, cependant, l'eau tiède et le savon décrassent mieux que l'eau froide.

Chez certaines personnes, de constitution faible et

délicate, la moiteur et l'humidité des mains devient
un véritable supplice de tous les instants ; elles
n'osent offrir la main à qui que ce soit ; et celui qui
la touche éprouve un sentiment de répulsion qu'il est
bien difficile de cacher à la personne atteinte de
cette infirmité.

On peut remédier à cet inconvénient en se lavant
les mains plusieurs fois par jour, dans un mélange de :

Eau de Cologne	90 grammes.
Teinture de belladone	25 —
Teinture de benjoin	1 —

et les frotter ensuite avec de la poudre d'amidon
pour bien les sécher et les rendre lisses.

Ongles (les) ne demandent d'autres soins que
ceux d'être taillés de temps à autre, lorsqu'ils
deviennent trop longs : il faut éviter de les couper
trop courts, car ils ne protégeraient plus suffisamment la pulpe des doigts. Les ongles des pieds se
coupent carrément, afin d'éviter qu'ils ne s'incarnent
dans les chairs, toute trace de malpropreté doit en
être éliminé.

Taches de rousseur. — Bien des remèdes ont
été préconisés pour faire disparaître les taches de
rousseur sur la peau ; mais, jusqu'ici, tous ceux qui
ont été mis en vente ont toujours présenté de graves
inconvénients, en irritant la peau. De plus , ces
substances ont souvent pour base le sublimé corrosif
ou le cyanure de potassium.

Il n'est pas jusqu'à l'eau de lentilles, tant vantée
qui ne produise des rougeurs et des boutons.

Voici un remède indiqué pour faire disparaître les taches de rousseur. Enduire ces taches, le soir, en se couchant, avec la mixture suivante : Une partie de teinture d'iode et trois parties de glycérine.

Autre recette : La seule chose inoffensive, donnant des résultats appréciables, lorsque ces taches ne sont pas inhérentes à la peau, c'est le lait d'amandes amères : pas celui que l'on achète chez les parfumeurs, mais le lait que l'on prépare chez soi et que l'on renouvelle tous les jours ou tous les deux jours. Ce *lait virginal* se compose de :

> Amandes douces épluchées. . . . 20 grammes.
> Amandes amères. . . . . 5 —

piler le tout dans un mortier, puis ajouter :

> Eau de roses . . . . 200 grammes.

Une fois cette émulsion terminée et filtrée à travers un linge, y ajouter :

> Teinture de benjoin. . . . . 1 gramme.

Autre recette : Le soir en se couchant se barbouiller la figure avec de la crème de lait.

Autre recette : On peut également appliquer le soir, sur la figure, des cataplasmes de fraises de bois écrasées que l'on conserve toute la nuit, et ce, pendant huit jours.

Dépilatoires. — La toilette de la tête et des autres parties du corps, s'achève par la suppression de tous les poils follets qui courent çà et là sur le visage, sur la joue, sur le menton ou sur les bras, mais cette élimination demande de grandes précautions. Les médicaments qu'on achète et dont on se sert, renferment presque toujours des substances vénéneuses pouvant occasionner de véritables empoisonnements.

La pommade suivante, que nous vous proposons, est à peu près inoffensive, en voici la composition :

Chaux vive. . . . .   15 grammes.
Orpin (sulfure d'arsenic)   1   —

le tout trituré avec un blanc d'œuf.

Le soir, avant de se coucher, une fois la toilette terminée, on enduit l'endroit où se trouvent les poils que l'on veut faire disparaitre d'une couche d'huile d'olive, cette huile doit séjourner environ une heure sur la peau, puis on l'essuie après ce laps de temps, pour la remplacer, à l'endroit précis que l'on veut épiler, par une couche de la pommade ci-dessus, en évitant de l'étendre au delà de la partie sur laquelle on veut opérer.

Cette opération, renouvelée plusieurs jours de suite, finit par faire tomber les poils, qui ne reparaissent jamais.

DEUXIÈME PARTIE

—

MÉDECINE DOMESTIQUE

MÉDECINE DOMESTIQUE

Parler médecine sans avoir fait les études nécessaires pour en causer avec autorité ne serait rien moins qu'imiter Gros-Jean voulant en remontrer à son curé. Mais, rassurez-vous, nous n'avons nullement l'intention de suppléer le docteur; ce que nous voulons, c'est vous indiquer simplement, en cas d'accidents, les palliatifs à employer en attendant sa venue, dont l'attente paraît toujours si longue au patient.

La responsabilité morale du médecin est trop grande, le domaine de sa science trop étendu, pour que nous cherchions à nous substituer à lui : nous dirons même de ne point hésiter à la moindre alerte, à recourir à ses précieuses lumières, un conseil du docteur suffit quelquefois pour écarter une maladie. N'auriez-vous, de sa visite, que la tranquillité morale, la certitude qu'il n'y a rien à craindre dans l'indisposition passagère pour laquelle vous l'avez appelé que vous devez vous estimer heureux de sa venue.

Le médecin n'est pas un homme que l'on prend et laisse à volonté, comme on prend et comme on quitte un fournisseur. Le choix d'un médecin est chose grave. C'est avant d'être malade qu'il faut le choisir, car une fois entré dans la maison, il devient souvent un ami et toujours un confident intime, possesseur de bien des secrets que sa profession lui fait un devoir de connaître, mais que son honneur et le secret professionnel lui font un devoir de taire ou d'oublier. Plus un médecin est ancien dans une famille, plus ses conseils sont précieux, car alors il connaît le tempérament de chacun et son régime de vie. Laissons donc au médecin, toujours rempli d'abnégation et de dévouement, le soin de régler et de prescrire ce qui est nécessaire au maintien de votre santé. Nous nous contenterons de vous donner simplement quelques conseils préventifs bons à mettre en pratique en attendant sa venue, ou à lui suppléer si le cas ne vaut pas la peine qu'on le dérange.

Hygiène de l'alimentation. — Il est des aliments qui bien que parfaitement sains dans l'estomac, ne sont pas toujours favorables à l'entretien de notre santé ; quelques-uns y apportent même, suivant notre tempérament et notre nature, des désordres assez graves pour déterminer des maladies.

Le *tempérament sanguin*, regardé comme le meilleur de tous, comme vigueur et comme santé, ne se conserve en cet état que par une vie active et par beaucoup d'exercice. La sobriété est pour lui le plus impérieux des devoirs. Soumis à un régime sédentaire, avec une nourriture substantielle, ce tempérament passe facilement à la pléthore : il a alors à redouter les inflammations et les congestions.

A ces tempéraments convient une alimentation légère, peu succulente : telle que les épinards, les haricots verts, les artichauts cuits, les choux-fleurs, les asperges, etc.

Les tempéraments bilieux de nature, déterminés par la prédominance du foie et de la bile, de même que les personnes sanguines qui peuvent facilement devenir bilieuses par un usage immodéré du commandement, par une habitude de domination qui fait dégénérer en colère la moindre opposition à leur volonté ont besoin de suivre un autre régime.

A ces tempéraments convient un régime végétal : légumes et poissons, ces derniers cuits sur le gril de préférence à la friture ; l'usage de boissons rafraichissantes et acidulées. Les asperges, de digestion facile, sont recommandées comme fortifiant l'estomac, elles ont également l'avantage de dissiper les obstructions du foie et des autres viscères ; aussi sont-elles prescrites aux personnes atteintes de coliques hépatiques.

Les tempéraments nerveux, dénotant de la faiblesse, proviennent généralement, lorsqu'ils ne sont pas héréditaires, d'une existence par trop sédentaire, du manque d'exercice, d'un trop précoce surmenage intellectuel, de l'abus des veilles et des substances excitantes : tels que le café, le thé, les boissons alcooliques. Il faut à ces tempéraments une alimenmentation saine et substantielle, un régime mixte, suffisamment réparateur. De fréquents bains tièdes, tout ce qui concerne l'hydrothérapie leur est favorable, de même que l'usage modéré des antispasmodiques.

Aux tempéraments lymphatiques, caractérisés par un relâchement des tissus, par la prédominance sur le sang des liquides blancs, des lymphes et des sérosités, etc., convient une alimentation animale abondante ; le séjour à la campagne, l'air vif et sec. En cet état il faut s'abstenir de tout travail intellectuel, de toute fatigue, de toute veille, de toute chaleur provoquée soit par des vêtements trop chauds, soit par la chaleur artificielle des appartements. La circulation du sang doit être rappelée par tous les moyens possibles, gymnastique, lotions fréquentes, douches froides, etc.

Relativement aux différentes propriétés des aliments, nous renvoyons nos lecteurs à notre livre portant pour titre : *La femme d'intérieur*[1].

DES DIFFÉRENTES AFFECTIONS

LEURS CARACTÈRES, LEURS REMÈDES

Abcès. — La présence d'un abcès se constate par une vive rougeur avec inflammation et douleur plus ou moins vive à l'endroit où il siège. C'est un amas de pus se développant dans les tissus et qui provoque souvent une fièvre intense. Les cataplasmes de farine de lin, arrosés de laudanum, calment la douleur. L'usage réitéré des émollients amène souvent la suppuration de l'abcès qui, fort souvent, perce de lui-même. S'il tarde trop, il faut appeler le médecin, lui seul peut juger si le mal est arrivé au degré voulu pour l'ouvrir. Les abcès les plus fré-

[1] *Le livre de la femme d'intérieur*, table, couture, ménage, hygiène. 1 vol. in-8, orné de plus de 280 gravures. Prix 6 fr. Paris, librairie H. Laurens éditeur, 6, rue de Tournon.

quents sont les clous ou furoncles, les maux d'aventure et les panaris.

Les lavages antiseptiques se font à l'eau phéniquée : le cérat, l'onguent de la mère servent au pansement de la plaie.

Aigreurs. — C'est le résultat d'une mauvaise disposition de l'estomac ou d'un surcroit de fatigue qui lui a été imposé. On combat ce malaise au moyen de la magnésie calcinée dont on met une cuillerée dans le quart d'un verre d'eau légèrement sucrée, que l'on boit en une seule fois. Si la première dose ne fait pas d'effet, on la renouvelle une seconde et troisième fois après un intervalle d'une heure entre chacune. Comme régime, il convient de ne manger que des choses légères et très digestives : de s'abstenir de toute boisson alcoolique, de n'absorber que du lait ou de l'eau de Vichy.

Anémie. — L'anémie, caractérisée par la diminution des globules du sang et l'augmentation de la partie aqueuse ou sérum, est un état morbide pouvant provenir soit de la privation des aliments nécessaires ou d'une nourriture trop peu substantielle, du manque d'air dans un logement insalubre. Elle peut encore provenir soit d'hémorrhagies, d'affections aiguës ou chroniques.

Le ton mat et blême de la peau et des lèvres, un affaiblissement général, des palpitations de cœur, le manque d'haleine, les névralgies, en sont les indices.

On combat l'anémie par un régime tonique et fortifiant ; les exercices réitérés au grand air ; la gymnastique, les bains froids, les douches et des boissons ferrugineuses. Il faut éviter avec soin les veilles, les soirées, les bals, le théâtre, ainsi que tout travail intellectuel exigeant une certaine application.

Angine couenneuse. — Cette maladie épidémique exige toujours la présence du médecin, il ne faut jamais négliger de le demander de suite.

L'angine est une inflammation plus ou moins vive, plus ou moins étendue des parties situées au fond de la bouche. C'est ce que l'on appelle le mal de gorge ou l'esquinancie. L'angine simple ou bénigne a pour caractère le gonflement des parties malades, une vive douleur et une grande difficulté d'avaler : les amygdales sont tuméfiées.

L'angine couenneuse, excessivement dangereuse, se trouve caractérisée par la production dans la gorge de matières blanchâtres ou grisâtres semblables à du blanc d'œuf cuit, par un abattement profond du malade.

En attendant la venue du médecin il faut faire prendre au malade, de quart d'heure en quart d'heure une cuillerée à café de la solution suivante :

Eau	1 verre à boire.
Perchlorure de fer	20 gouttes.

Cette médication bien simple, que nous avons eu l'occasion de voir appliquer plusieurs fois, a toujours produit d'excellents effets.

Aphonie. — Autrement dit extinction de voix, se présente assez fréquemment chez les personnes sensibles du larynx. Le moindre froid, le plus léger brouillard, l'air du soir, les pieds froids, suffisent à provoquer l'aphonie. Les bains de pieds à la moutarde, les sinapismes aux jambes, des révulsifs légers sur le devant du cou, des gargarismes et des pastilles de chlorate de potasse ou de borate de soude suffisent la plupart du temps pour en triompher.

Aphtes. — Ce sont de légères ulcérations attaquant l'épiderme de la peau, leur siège réside soit à l'intérieur de la lèvre inférieure, soit sur les côtés de la langue ou sur le voile du palais ; les personnes d'un tempérament lymphatique y sont plus particulièrement exposés. Ils résultent le plus souvent d'une nourriture malsaine, de substances âcres, irritantes et échauffantes mises en contact avec la membrane muqueuse de la bouche.

Avec l'aphte il y a souvent constipation.

Une purgation saline légère, quelques gargarismes à l'eau phéniquée (quelques gouttes dans un verre d'eau), ou simplement de l'eau contenant une pincée d'alun, quelques pastilles au chlorate de potasse, suffisent pour s'en débarrasser promptement. Si le mal est si étendu, qu'il faille cautériser au nitrate d'argent ou à l'acide chlorhydrique étendu d'eau, il ne faut pas hésiter à appeler le médecin pour cette petite opération qui n'est ni sensible ni douloureuse, mais qui exige la main du praticien.

Apoplexie. — Que l'on dénomme aussi coup de sang, est une congestion cérébrale, se manifestant plus particulièrement chez les personnes sanguines et replètes, dont la tête est forte, le cou très court. Ce grave accident exige les soins immédiats du médecin.

En attendant sa venue il faut sur-le-champ

enlever au malade tout vêtement trop serré, susceptibles d'entraver la circulation du sang : corset, bretelles, jarretières, cordons de jupes, etc., puis, sans secousse, avec de grandes précautions, placer le malade horizontalement sur un lit, la tête nue, le corps légèrement couvert, la poitrine élevée. On applique de suite des sinapismes aux jambes ; des briques ou bouteilles chaudes aux pieds, et on frictionne vigoureusement la poitrine, les jambes et les bras avec du vinaigre ou de l'alcool très chaud.

Asphyxie. — En attendant la venue du médecin exposer le malade au grand air, lui frictionner le corps et lui passer de l'eau fraîche sur le visage, rétablir artificiellement la respiration et recourir au besoin à la flagellation.

On ne doit introduire aucun liquide dans la bouche du malade et ne lui faire respirer aucun sel ou spiritueux.

Nous ne saurions trop le répéter, l'intervention immédiate du médecin est indispensable en pareil cas.

Asthmes. — On soulage les personnes asthmatiques en faisant brûler de temps à autre, dans l'appartement qu'elles occupent, du papier préalablement enduit d'une solution de sel de nitre (20 grammes de sel de nitre pour un verre à liqueur d'eau), puis séché à l'air.

On leur procure encore un certain soulagement en leur faisant fumer des cigarettes de tussilage.

Bronchites, catarrhes, gros rhumes. — La recette que nous citons ici, qui nous a été commu-

niquée obligeamment par une personne de nos con-
naissances, a été donnée par le célèbre docteur Cor-
visart ; elle a, nous en avons plusieurs fois fait l'ex-
périence, guéri bien du monde parmi nos amis. La
voici :

Rhum.	1 cuillerée à bouche.
Mélasse	1 —

Bien mélanger et tenir le récipient hermétiquement
couvert.

En prendre une cuillerée à bouche le matin à jeun,
au réveil ; et le soir, une cuillerée à bouche avant de
s'endormir.

Après chaque quinte de toux (même après le
repas), en prendre une cuillerée à café.

Avoir soin de bien remuer chaque fois que l'on
prend de ce mélange.

Autre traitement. — Un excellent remède pour
guérir les bronchites : il consiste à prendre le
matin, étant à jeun, une cuillerée à café du mélange
suivant :

Soufre.	25 grammes.
Miel.	25 —

Traitement de la bronchite. — La bronchite
est une inflammation de la membrane muqueuse des
bronches, causée par une sensation de froid. Si elle
n'est pas traitée de suite, dans les conditions voulues,
elle peut devenir *chronique* et tourner au catarrhe,
c'est-à-dire que la toux habituelle est accompagnée
alors d'expectorations muqueuses pouvant fort bien
dégénérer en tuberculose. Il est donc important de
bien soigner même le plus petit rhume.

Le port de la flanelle devient indispensable ; le séjour dans une température régulière s'impose ; tout excès, de quelque nature qu'il soit, devient une cause aggravante.

Lorsque les expectorations sont par trop abondantes ou qu'elles se font difficilement, qu'il y a fièvre, il faut appeler de suite le médecin, seul juge en pareil cas d'indiquer le traitement à suivre.

Brûlures. — A en juger par le nombre des recettes préconisées pour les brûlures, ces accidents doivent être bien fréquents.

Nous laisserons de côté une foule de remèdes insignifiants tels que l'emploi de l'encre, des confitures, de la pomme de terre râpée ou de l'oignon, pour ne nous occuper que de remèdes sérieux et d'une efficacité prouvée.

Voici d'abord le procédé préconisé par le docteur Capitan, ancien chef de clinique à la Faculté de médecine de Paris, procédé qui a donné des résultats inespérés dans plusieurs cas de brûlures très profondes et très étendues des deux mains, le voici :

On lave d'abord la brûlure avec de l'eau boriquée ou mieux du sublimé à 1 p. 2,000. On perce les phlyctènes, et on enduit largement toute la surface brûlée avec une pommade ainsi composée :

Vaseline.	30 grammes.
Salol	4 —
Chlorhydrate de cocaïne	25 centigrammes.

On applique par-dessus de petits morceaux minces de coton hydrophile bien imbibés d'une solution de sublimé à 1 p. 2,000, exprimés ensuite fortement. On superpose plusieurs de ces gâteaux d'ouate ; enfin, on enveloppe le tout de taffetas gommé ou mieux encore de gutta-percha laminée. Ce pansement n'a besoin d'être changé que tous les trois jours. Dans l'intervalle, sans rien défaire, on peut mouiller avec la solution de sublimé. La plaie ne suppure pas ; la douleur est nulle ; le changement de pansement s'effectue avec la plus grande facilité et sans douleur, la pommade empêchant l'adhérence à la ouate qui, d'ailleurs, reste toujours humide. La plupart des brûlures, après ce traitement, ne laissent aucune cicatrice et guérissent plus vite que lorsqu'elles sont soignées par les procédés ordinaires.

Autre moyen. — Un de nos compatriotes, un Picard, M. le docteur Dubois, de Villers-Bretonneux, emploie avec succès l'eau de Seltz pour calmer les douleurs de la brûlure, en faisant couler goutte à goutte le contenu d'un siphon sur la plaie. Indépendamment du froid produit par l'eau, l'acide carbonique, qui est un anesthésique, calme la douleur et empêche toute putréfaction.

Un troisième moyen, car on n'en a jamais trop, en pareil cas, est, si l'on n'a rien de ce que nous venons d'indiquer sous la main de tremper ou de verser sur la partie brûlée de l'huile d'olive, de saupoudrer ensuite la plaie avec de la farine ou de la fécule jusqu'à ce qu'il n'y ait plus d'absorption à la surface. Cette pâte maintenue sur la plaie calme la douleur de la brûlure qui ne laisse aucune trace après sa guérison.

Dans les cas de brûlures graves, il faut de suite appeler le médecin.

Calvitie. — C'est une maladie du cheveu entraînant sa chute.

Lorsque la calvitie est occasionnée par l'âge, rien ne saurait l'arrêter, pas même les spécifiques inventés jusqu'à ce jour, et que l'on préconise à grands renforts de réclame. Tous les remèdes sont impuissants sur un crâne dégarni par l'âge, ils ne feraient pas plus d'effet sur la tête que s'ils étaient appliqués sur une vieille brosse dépourvue de poils ; ils produiraient le même effet qu'un cautère sur une jambe de bois.

La calvitie accidentelle et prématurée, chez de jeunes sujets, par suite de maladie, peut se prévenir et s'arrêter par l'emploi de pommades toniques et stimulantes, telles que pommade au rhum ou au sulfate de quinine ; par des lavages fréquents de la tête à l'eau de panama.

Catarrhes. — Voir *Bronchites*, p. 40.

Cheveux (taches blanches dans les). — Une maladie encore assez commune du cuir chevelu est celle qui, faisant tomber les cheveux dans certaines places, laisse sur la tête des taches blanches dont quelques-unes atteignent la grandeur d'une pièce de 50 centimes. (Nos écoles communales sont peuplées d'enfants ainsi marqués).

Désagréable pour un homme, ces taches le sont encore bien plus pour une jeune fille ; aussi faut-il s'en débarrasser au plus vite, en voici le moyen.

Passer deux fois par jour un peu d'encre sur la partie blanche. Au bout de quelques temps les cheveux repoussent là ou il n'y en avait plus, le sulfate de fer contenu dans l'encre y aidant.

Choléra. — Nous croyons utile de donner ici une recette préventive employée par l'administration des pompes funèbres de Paris, pour préserver ses agents contre la contagion du fléau, la voici :

Alcool à 36 degrés.	40 centilitres.
Essence de menthe anglaise. . .	12 grammes.
Laudanum de Sydenhan	12 —

Ajouter : sucre fondu 200 grammes, dans 60 centilitres d'eau.

Prendre tous les jours un verre de ce médicament.

Ce remède peut s'appliquer également aux personnes qui soignent les malades.

D'après des renseignements fournis par l'administration de la préfecture de la Seine, depuis 1852 il ne serait mort du choléra aucun employé des pompes funèbres.

Cholérine. — Cette affection se traduit chez le malade par un affaiblissement général et une diarrhée très abondante, mais sans coliques, accompagnée de sueurs, d'une soif inextinguible, de fortes nausées et de vomissements.

Il faut, pour la combattre, tenir le plus chaudement possible le malade ; lui mettre sur le ventre des cataplasmes sur lesquels on verse du laudanum : lui faire boire des infusions de thé ou de menthe avec cognac ou eau de mélisse ; faire également des frictions sèches sur le ventre avec des linges chauds et administrer des lavements d'amidon additionnés de 7 à 8 gouttes de laudanum de Sydenham.

Malgré cette médication il faut de suite, dès les premiers symptômes, appeler sans tarder le médecin.

Clous ou furoncles. — Ils proviennent d'une impureté du sang. C'est un moyen que la nature emploie pour rejeter au dehors ses humeurs. On les prévient, lorsqu'ils se manifestent, en y appliquant des cataplasmes de mie de pain, remplaçant l'eau par de la graisse de mouton. Ce cataplasme, très émollient, est également raffermissant, il resserre les tissus et empêche d'autres clous de se former, ce qui a lieu avec l'eau ordinaire. C'est alors que les tisanes dépuratives deviennent nécessaires.

Coliques. — Pour combattre ce genre d'affection il faut s'abstenir de toute nourriture excitante, ne prendre que des boissons adoucissantes, des lavements émollients de son ; faire usage de cataplasmes laudanisés et de bains d'amidon.

Coliques hépatiques ou néphrétiques. — Lorsque les crises surviennent et que la constitution le permet, le seul remède pour calmer la douleur et permettre au gravier d'accomplir son trajet sans occasionner de douleurs aiguës est de se faire piquer à la morphine.

Sujet à de fréquentes crises hépatiques, nous n'en avons été préservé, depuis plusieurs années, que par l'emploi d'une poudre dite l'asparagine, dont le prospectus nous était tombé par hasard entre les mains.

En souvenir des horribles souffrances endurées, et du bien que nous éprouvons aujourd'hui, nous n'hésitons pas à donner l'adresse où l'on peut se procurer cette poudre [1]. Libre à vous de considérer

[1] L'asparagine. E. Saint-Aubin, pharmacien-chimiste à Reims.

ce renseignement comme une réclame, mais pour nous c'est un acte de reconnaissance.

Une saison à Vichy est encore préférable.

Congestion ou **coup de sang**. — Voir *Apoplexie*, p. 39.

Constipation. — Ce n'est pas à proprement parler une maladie, mais un simple échauffement d'intestin, elle provient souvent d'un état trop sédentaire ou d'une nourriture par trop échauffante. Cette incommodité, si elle dégénère en un resserrement continuel du ventre, peut devenir la source d'une foule de maladies chroniques du foie, de l'estomac ou de la tête. Une nature constipée devient très irritable; aussi, doit-on, par hygiène, veiller à ce que le corps soit toujours parfaitement libre. La tisane des Shakers, la magnésie calcinée anglaise ou des pilules rafraîchissantes purgatives parviennent facilement à la vaincre.

Convulsions. — Cette maladie, très fréquente chez les jeunes enfants, exige toujours les soins du médecin, accompagnée qu'elle est de fièvre et de douleurs de tête dont les effets peuvent se faire sentir sur le cerveau.

Un sommeil agité, une respiration inégale, de la fixité dans le regard, des soubresauts la nuit, sont les indices précurseurs de la crise, que l'on peut éviter par de simples soins hygiéniques, les bains fréquents, les promenades en plein air, les jeux, etc.

En présence d'une crise, exposer le corps nu à l'air, lui projeter quelques gouttes d'eau froide, puis le frictionner avec de l'alcool camphré, et faire respirer du vinaigre camphré. Administrer également une cuillerée d'eau sucrée contenant une ou deux gouttes d'éther.

Cors aux pieds. — Gardez-vous bien, quoique ce soit une habitude invétérée, de couper les cors avec un instrument tranchant; la moindre blessure peut devenir mortelle; on n'en a, hélas! que trop d'exemples !

Un simple bain de pied le soir, avant de se coucher, et un cataplasme de graine de lin permettent le matin d'enlever le cor avec l'ongle ou de le limer : on s'en trouve ainsi débarrassé pour quelque temps.

Autre moyen. — Un badigeon de teinture d'iode, matin et soir, fait également tomber la partie cornée du cor.

Autre recette. — L'emploi du lierre, infusé dans du vinaigre, réussit parfaitement pour extirper les cors; mais quantité de personnes ayant employé ce remède n'en ont obtenu aucun résultat, parce qu'elles ne l'ont fait qu'imparfaitement : le voici dans tous ses détails :

Le lierre infusé pendant vingt-quatre heures dans du très fort vinaigre est appliqué tous les soirs sur le cor, de manière à bien l'envelopper : il faut le maintenir d'une manière solide pour que la feuille ne se déplace pas pendant la nuit. Le matin, on enlève les feuilles que l'on remplace par des *fleurs de souci*. Au bout de quelques jours de cette application, le cor et ses racines s'enlèvent sans aucune douleur, rien qu'avec l'ongle.

Autre recette. — L'emplâtre suivante placé sur les cors, durillons ou œils de perdrix les détruit également.

Composer une pâte avec :

Salicylate de soude	1 gramme.
Résine jaune commune	1 —

Étendre ce liniment matin et soir, sur la partie malade, et le cor finit par s'enlever facilement avec l'ongle.

Coryza ou **rhume de cerveau**. — Ce rhume provient presque toujours d'un refroidissement de la tête ou des pieds, ou d'un brusque changement de température, il amène toujours avec lui le mal de tête.

On peut arrêter ce commencement de rhume en respirant un peu d'ammoniaque.

Un autre moyen, lorsqu'on se sent la tête prise, consiste à faire rougir une pelle et à jeter dessus du vinaigre ou du sucre en poudre, dont on aspire fortement par le nez la fumée qui s'en dégage (il faut fermer la bouche). Le rhume de cerveau disparait sans aucun danger, parce que ce remède fait pleurer et moucher beaucoup, ce qui évite qu'il ne retombe sur la poitrine.

Autre traitement. — Prendre du coton antiseptique et l'imprégner d'une solution à 2 p. 100 d'hydrochlorate de cocaïne, puis se l'introduire dans les narines. Huit ou dix minutes après la première application, les éternuments cessent, et l'on éprouve un grand soulagement, l'oppression disparaît, et la régularité de la respiration se rétablit en même temps que les muqueuses se décongestionnent. On renouvelle une seconde fois l'opération, et, avec le rhume disparaît également le mal de tête.

Autre traitement. — Un médecin anglais conseille de humer ou renifler le jus d'un citron, bien mûr, que l'on verse dans le creux de la main, jusqu'à ce qu'il revienne dans l'arrière-gorge. Trois fortes aspirations suffisent pour guérir le rhume de cerveau.

Coupures. — Pour une coupure légère, il est inutile de laisser le sang couler trop longtemps ; il suffit simplement de rapprocher les deux parties séparées et de les maintenir soit avec du taffetas gommé, soit avec du diachylon ou, à leur défaut, avec un peu de papier gommé préalablement percé de quelques trous faits avec une aiguille pour faciliter l'écoulement du pus, s'il venait à s'en produire.

L'emploi de la toile d'araignée, du persil, de l'eau salée, des alcools, est tout à fait contraire aux coupures et en retarde la cicatrisation.

Pour les fortes coupures, il faut faire saigner abondamment la plaie afin d'éviter l'inflammation. S'il y a menace d'hémorrhagie, on essaie de l'arrêter en lavant la plaie et en y posant de la charpie Dans les fortes chaleurs, il est bon de laver la plaie avec de l'eau contenant quelques gouttes de teinture de benjoin.

En cas de forte coupure, on doit, pour le premier pansement, faire venir le médecin.

Dartres. — C'est une affection passagère de la peau résultant d'une âcreté du sang. Les dartres se guérissent d'elles-mêmes : on n'a besoin que d'adoucir les démangeaisons au moyen de substances douces ; telles que : du beurre frais sans sel, de la crème de lait, du cérat, de la pommade de concombre, de la pommade soufrée, des bains de son tièdes. En ce cas, une légère purgation n'est pas inutile.

(Voir aussi *Maladies de peau* et *cataplasme émollient*, p. 70.)

Dents (mal de). — Voici contre ce mal insupportable un excellent remède indiqué par le docteur Cabrol, médecin en chef des hôpitaux militaires :

Teinture de benjoin	6 grammes.
Teinture d'iode	1 —
Tannin	50 centigrammes.
Chloroforme.	1 gramme.
Chlorhydrate de morphine. . . .	5 centigrammes.

En imbiber un morceau de coton et l'introduire dans la dent malade. Une ou deux applications suffisent, et l'on se trouve complètement débarrassé de la douleur d'une manière définitive.

Autre traitement. — Introduire dans le creux de la dent un petit tampon imprégné d'essence de girofle, renouveler une ou deux fois après avoir salivé, et le mal disparaît comme par enchantement.

Diarrhée. — Cette maladie est occasionnée par le rejet des humeurs prenant leur cours par les voies basses. Il faut donc recourir aux purgations réitérées qui, loin d'augmenter les selles, les diminuent fort souvent.

Autre traitement. — On arrête la diarrhée en faisant prendre, matin et soir, à la personne qui en est atteinte, un gramme ou une demi-cuillerée de bismuth dans un peu d'eau ou de tisane. Il faut cesser toute alimentation solide, n'absorber, comme boisson, que quelques cuillerées de thé au rhum et de tisane de riz gommée, aromatisée de fleur d'oranger, ou de l'eau albumineuse et du sirop de coing.

Il ne faut pas trop se presser d'arrêter la diarrhée, car, nous le répétons, ce sont de mauvaises humeurs qu'il est bon d'expulser, aussi la purgation est-elle la meilleure des médications.

Empoisonnements [1]. — Faire venir de suite un médecin, et, en l'attendant provoquer, les vomissements : faire boire du lait ou de l'eau gommée pour les poisons végétaux (opium, belladone, champignons, etc.), administrer du café très fort et placer des sinapismes aux jambes.

Pour l'empoisonnement par les moules et les viandes corrompues, faire prendre quelques gouttes d'ether sur un morceau de sucre, ou de la limonade.

Engelures. — Les engelures proviennent généralement d'un appauvrissement du sang ; il faut donc, pour les éviter, le régénérer par une nourriture saine et fortifiante, par des purgations et des remèdes reconstituants : c'est ce que l'on doit faire à l'approche de l'hiver.

Un bon moyen pour se préserver des engelures consiste, à l'approche des froids, à se laver les mains

[1] Consulter pour les remèdes spéciaux affectés à chaque poison le tableau que nous en avons donné page 420 dans notre livre portant pour titre *Le livre de la femme d'intérieur.* H. Laurens, éditeur, 6, rue de Tournon, Paris. 291 figures, 440 pages. Prix 6 francs.

deux fois par jour dans de l'eau de potasse, ou dans de l'eau contenant quelques gouttes de vitriol.

Les peintres de voitures et de bâtiments qui ont toujours les mains à l'eau, en toute saison, n'ont jamais d'engelures, par la bonne raison qu'ils se les lavent constamment dans cette eau de potasse.

Pour les personnes ayant déjà des engelures, nous conseillons l'emploi de la pommade de graisse d'oie. Voici le mode de sa préparation : Après avoir retiré les fibres et autres impuretés, lavez bien la graisse à l'eau tiède, puis, après l'avoir égouttée, faites-la fondre dans une casserole pleine d'eau en faisant bouillir jusqu'à ce que la graisse soit entièrement fondue. Passez le tout à travers un linge bien propre et laissez la graisse se figer dans l'eau. Une fois figée, enlever cette graisse pour la mettre en pot après l'avoir bien fouettée comme s'il s'était agi de faire une sauce mayonnaise. La pommade ainsi obtenue, est d'une blancheur de crème, elle sert à guérir les engelures, les brûlures, les plaies et les petits bobos.

Le soir, en se couchant, on s'enduit les mains de cette crème, puis on les met dans des gants de peau pour ne point salir les draps. Ce remède est excellent : nous l'avons fait expérimenter bien des fois avec succès, aussi le recommandons-nous tout particulièrement.

Autre traitement. — Tout ce qui peut ramener la chaleur et la circulation du sang est bon pour guérir les engelures : l'eau de Cologne, l'alcool camphré, la térébenthine camphrée, etc.

Lorsque les démangeaisons deviennent par trop pénibles, il faut les calmer en lavant, matin et soir,

les parties malades avec une lotion composée d'eau
de laitue, d'eau de laurier-cerise et de borax pulvérisé.

Ne jamais se laver les mains à l'eau chaude et
se tenir éloigné du feu.

La vaseline, remplaçant les corps gras, est aussi
un préservatif contre les engelures, on n'a qu'à s'en
frotter les mains avant de se coucher.

Entorses. — On guérit radicalement et promptement les entorses en appliquant, sur la partie malade, des compresses de la solution suivante :

Eau, vinaigre, gros sel, miel, le tout en parties
égales. Cette excellente recette, jointe à un repos
d'une semaine, produit une rapide guérison; aussi
nous dispense-t-elle de citer d'autres remèdes.

Disons également que tous les astringents sont
bons en pareil cas.

Extinction de voix. — V. *Aphonie*, p. 38.

Fièvres. — Aussitôt qu'un cas de fièvre se présente il ne faut pas négliger de demander la présence du médecin, dont le savoir peut seul aider à
déterminer si le cas est grave ou bénin.

Foulures. — Voir ci-dessus *Entorses*,

Gorge (mal de). — Le reniflement du jus de
citron par le nez est un antiseptique excellent agissant sur l'arrière-gorge, et derrière les piliers du
voile du palais. Boire le soir un grog léger chargé
de citron (1/2 citron par verre), et le mal de gorge
disparaît promptement, évitant également le rhume
du cerveau.

Hémorrhagies. — V. *Saignement de nez*, p. 61.

Hoquet. — Plusieurs moyens sont employés pour arrêter ce spasme, dont aucune cause appréciable ne peut déterminer la provenance.

Une forte compression du pouls suffit quelquefois pour le faire cesser.

On peut également l'arrêter en buvant lentement un peu d'un liquide acide très froid (glace et vinaigre), ou en retenant le plus longtemps possible sa respiration.

Une surprise peut également le faire cesser ; mais ce moyen est toujours désagréable.

Si le hoquet persiste, il faut recourir à une potion antispasmodique composée d'eau de fleurs d'oranger et de quelques gouttes d'éther.

Hystérie. — Pendant la crise, il n'y a qu'à étendre le malade bien horizontalement et à l'empêcher de se blesser. Il ne faut lui faire respirer aucun sel, ce qui prolongerait la crise.

Indigestions. — L'indigestion ordinaire ne saurait résister à l'absorption de quelques gouttes d'alcool de menthe sur un morceau de sucre.

On peut également prendre une tasse d'eau sucrée très chaude dans laquelle on a versé quelques gouttes d'alcool de menthe ou d'eau de mélisse.

L'indigestion est-elle accompagnée de vomissements, le remède suivant a une vertu souveraine : dans un verre d'eau bouillante sucrée, pressez le jus d'un citron et buvez chaud. L'indigestion se dissipe presque immédiatement, au point que l'on peut se mettre en route si l'on avait un voyage à faire.

Inflammations (par suite de chutes, bosses, etc.). — Ce remède, qui vient du Maroc, et qui nous a été communiqué par la personne même qui l'a rapporté et l'a vu expérimenter mainte et mainte fois, est merveilleux pour enlever l'inflammation provenant de coups occasionnés par chute ou heurt contre un corps dur.

Il consiste tout simplement à appliquer sur la partie contusionnée une tranche de veau crue que l'on rechange plusieurs fois. Toute l'inflammation passe dans la tranche de veau qui devient d'une teinte verdâtre annonçant son entière décomposition.

Une fois le mal disparu, ce qui ne tarde pas, il ne reste aucune partie noire de sang extravasé.

Ce remède, qui, au premier abord, peut sembler aussi original que ceux contenus dans les *secrets de l'Albert moderne*, n'en est pas moins aussi excellent qu'infaillible. Nous l'avons vu employer avec succès pour un cas d'érysipèle.

Aussi simple que peu dispendieux, nous vous conseillons de l'essayer si un accident vous arrive ; vous en serez satisfait : cela vous évitera de garder plusieurs jours la chambre, n'osant vous montrer en public la tête toute couverte de taches noires.

Influenza. — Un remède donné par le Dr Gear, président de l'Association des médecins du Royaume-Uni, consiste à administrer au malade, toutes les deux ou trois heures, 30 grammes de bicarbonate de potasse.

Ce médicament, pris avant la maladie, dit le docteur, en préserve : en étant atteint, il l'arrête dans les vingt-quatre heures, et ce, après quatre ou six heures de traitement. Les forces du malade se maintiennent et la convalescence est rapide : de plus la maladie ne laisse aucune trace.

Le remède, dit-il, est quasi infaillible ; sur mille cas traités ainsi on n'a constaté aucun décès.

Ce remède est tellement précieux que nous vous recommandons de le propager dans un moment où cette véritable épidémie fait tant de victimes.

Ivresse. — On peut avoir un impérieux besoin de rendre la raison à un homme ivre, il faut alors provoquer chez lui les vomissements par un chatouillement de la luette et de l'eau tiède, puis lui faire boire quelques gorgées d'eau sucrée additionnée d'une cuillerée à café d'acétate d'ammoniaque.

Migraines et névralgies. — Il n'est de guérison possible à la migraine et aux névralgies qu'en recourant aux purgations répétées, c'est-à-dire pendant six mois, un an et plus si c'est nécessaire, et cela, trois fois par semaine.

Le sel de Sedlitz Chanteau, ou la tisane américaine des Shakers sont d'excellents purgatifs dans ce cas.

On obtient quelque soulagement à la migraine en se couchant dans un appartement privé de lumière, éloigné de tout bruit et en prenant quelques cachets d'antipyrine. L'eau de Cologne en compresse, une infusion chaude de mélisse ou d'alcool de menthe sont également des adoucissants dont on peut faire usage pour calmer la douleur.

Autre remède. — Potion Bariller.

Eau distillée de menthe	60 grammes.
Chlorhydrate d'ammoniaque . . .	3 —
Sirop d'écorce d'orange	30 —

A prendre en trois fois, à une demi-heure d'intervalle.

Migraine nerveuse. — Toutes les personnes qui se livrent à un travail intellectuel assidu sont sujettes à cette affection. Elles n'ont, pour la faire disparaître rapidement, nous dit M. Martin, dans la *Revue des sciences physiologiques*, qu'à se faire imposer sur le front, à la partie malade et sur la nuque, les mains ouvertes d'une autre personne, ces deux mains appuyant légèrement.

Il est bien rare qu'au bout de quelques minutes de cette imposition (dix minutes à un quart d'heure) la douleur ne disparaisse complètement.

L'engourdissement qui en résulte se dissipe en soufflant sur le front, vers la racine du nez. Une promenade au grand air achève la guérison.

Moiteur des mains. — Voir *Lavage des mains*, p. 26.

Névralgies faciales. — Pour calmer les douleurs occasionnées par ces névralgies il suffit de prendre plusieurs prises de sel de cuisine.

Pendaison. — Couper de suite la corde et coucher le malade, lui passer de l'eau froide sur le visage; lui faire, inhalations aromatiques, frictionner le corps et recourir à la respiration artificielle[1].

Si la face est rouge et congestionnée, mettre de la glace sur la tête et des sinapismes aux jambes.

Piqûres d'abeilles, guêpes et cousins. — Aussitôt que l'on se sent piqué, il faut sans tarder appliquer sur l'endroit même une tranche d'oignon.

Si, en buvant, on avale une guêpe tombée dans la boisson et à moitié asphyxiée, il faut de suite mâcher un petit oignon et en avaler le suc.

Autre remède. — Les simples piqûres se guérissent presque instantanément en enlevant l'aiguillon et en blassant la plaie avec de l'eau fraîche légèrement alcalisée (ammoniaque liquide). Plusieurs apiculteurs, car ils sont piqués comme les autres et même plus souvent, se servent des baies de chèvrefeuille dont ils frottent le suc sur la plaie, après l'avoir pressée pour en expulser le venin. Ce remède est facile à se procurer, surtout si l'on a la précaution de cultiver cette plante auprès des endroits où se trouvent les ruches.

Si les piqûres sont nombreuses, il faut, sans hésiter et sans tarder recourir, au médecin qui, seul, peut efficacement conjurer tout danger.

Piqûres d'araignées. — On les panse avec des compresses d'eau salée ou d'eau vinaigrée.

---

[1] La respiration artificielle s'obtient en se plaçant à la tête du malade et en soulevant et abaissant alternativement les épaules que l'on attire à soi d'une façon régulière, au moyen des deux bras, que l'on tient près du moignon de l'épaule, le pouce en dessous et les quatre doigts en dessus.

Piqûres d'orties. — Le frôlement des orties provoque sur la peau une sensation douloureuse causée par l'attouchement de cette plante. Le remède se trouve souvent placé à côté du mal, il suffit simplement de se frotter la partie piquée avec des feuilles de plantin que l'on écrase sur l'endroit atteint pour rafraîchir la peau enflammée avec le jus.

Piqûres d'arêtes de poisson. — Ce sont les plus mauvaises : aussi exigent-elles de grands soins. Les traiter comme les piqûres ci-dessous.

Piqûres charbonneuses. — On ne saurait trop prendre de précautions contre ce terrible accident, qui peut devenir mortel. Il faut, en attendant la venue du médecin, que l'on doit demander immédiatement, faire boire de suite au malade une tisane composée de 20 à 40 gouttes d'acide sulfurique dans un litre d'eau, puis apposer immédiatement après l'apparition du charbon, un emplâtre formé de farine de seigle ayant subi un commencement de fermentation, et le saupoudrer de carbonate de chaux, ce qui ne dispense pas de la présence du médecin.

Piqûres d'aiguilles, d'épingle, de poinçon, d'épine, de clou, etc. — Elles exigent qu'on les fasse saigner un peu pour éviter que le sang ne s'extravase sous la peau. Si le sang ne vient pas, il faut provoquer sa venue en plongeant le doigt dans l'eau aussi chaude que possible ; mais il ne faut pas frapper sur le doigt ce qui pourrait déterminer un abcès ou un panaris.

S'il y a inflammation, un cataplasme de mie de

pain trempé, dans du lait, la fera disparaître et apaisera la douleur.

Piqûres d'insectes. — L'alcali volatil, étendu d'eau, appliqué en compresse sur la partie piquée, ou bien encore le persil haché très fin, calment la douleur causée par ces piqûres.

Pieds (**Mauvaise odeur des**).—La mauvaise odeur des pieds est une véritable maladie : elle est pénible non seulement pour ceux qui en sont atteints, mais encore pour les voisins forcés d'en subir les conséquences.

On fait disparaître complètement cette odeur en se lavant les pieds matin et soir avec une éponge enduite d'une solution de permanganate de potasse dans les proportions de 2 grammes pour un litre d'eau.

Rage. — Aucun remède connu ne peut guérir de la morsure occasionnée par un chien atteint de rage ; le seul remède efficace est l'inoculation du principe même par la méthode Pasteur. Il n'y a pas à hésiter un seul instant ; une fois mordu par un chien reconnu atteint d'hydrophobie, il faut de suite, une fois la plaie lavée, partir pour Paris, afin de suivre le traitement préventif du docteur PASTEUR.

Rhume de cerveau. — Voir *Coryza*, p. 48.

Rhume de poitrine. — Voir *Bronchite*, p. 40.

Saignement de nez. — Cet accident, très fréquent chez les personnes fortes et sanguines, est plutôt un bien pour elles, lorsqu'il ne se renouvelle pas trop souvent. Chez les personnes nerveuses, d'une constitution faible, cela est plus grave, car elles n'ont aucune goutte de sang à perdre, et dans leur nature il se reconstitue difficilement.

Voici un moyen très original, il est vrai, mais très pratique, de faire passer le saignement du nez : il suffit de déchirer un petit morceau de papier au premier journal venu et de le placer sous la langue : aussitôt le sang s'arrête. Nous l'avons conseillé bien des fois et toujours avec succès. Ne me demandez pas pourquoi, je ne saurais vous l'expliquer; mais toujours est-il que cela est.

Autre moyen. — Le sang s'arrête également en levant brusquement le bras du côté correspondant à la narine qui saigne. Il faut le maintenir pendant quelques minutes dans cette position.

En cas d'hémorrhagie il faut s'abstenir de panser la plaie avec des linges souillés, se bien garder de recourir aux toiles d'araignées, au vinaigre et au perchlorure de fer, il faut seulement, en attendant la venue du médecin, appliquer des compresses d'eau froide sur le front. Introduire dans la narine un morceau d'ouate et presser pendant quelques instants; le repos et l'air frais sont également nécessaires. Le remède indiqué ci-dessus ne produirait aucun effet.

TROISIÈME PARTIE

PHARMACIE USUELLE
ET DOMESTIQUE

PHARMACIE USUELLE

ET DOMESTIQUE

Sous le titre de pharmacie usuelle, nous n'avons nullement l'intention d'empiéter sur le domaine de la pharmacie proprement dite ; cette science et art tout à la fois, exigeant des personnes qui s'y livrent, de longues et sérieuses études.

Ce que nous allons vous enseigner, sous un titre un peu pompeux, n'est tout simplement que la manière de fabriquer une foule de petits remèdes usuels dont la préparation est à la portée de tout le monde, et qui, tout en apportant un soulagement au malade, ont encore le grand avantage de ménager le budget du ménage, déjà si fortement ébréché par tous les faux frais auxquels il est obligé de subvenir.

Pour faciliter les recherches, nous allons classer chaque préparation dans son ordre alphabétique, la faisant précéder ou suivre des explications que nous jugerons utiles soit à sa bonne exécution, soit à la manière de l'administrer.

Alcool de menthe. — (Voir page 101).

Arnica. — Les fleurs de cette plante sont

souvent employées comme tisane dans les cas de contusions : on en jette une pincée dans de l'eau bouillante, on passe cette tisane et on la donne à boire légèrement sucrée.

La teinture d'arnica s'emploie en compresse : (3 ou 4 cuillerées dans un verre d'eau). Elle sert également à frictionner les parties contusionnées, telles que bosses, douleurs provenant de coups.

Lors d'une chute il est bon d'en prendre matin et soir la valeur de 15 à 20 gouttes dans un demi-verre d'eau sucrée, pour éviter les suites d'un contre-coup.

L'arnica s'emploie aussi en cataplasme : ce sont alors les feuilles de cette plante dont on se sert.

Baume. — Les baumes servent en médecine comme stimulants. Ce sont des résines contenant de l'acide benzoïque ; ils sont employés généralement en frictions dans les cas de douleurs, de rhumatisme et de goutte, de névralgies.

Un excellent baume s'employant en frictions pour les rhumatismes, consiste dans la préparation suivante :

Chloroforme.	60 grammes.
Ammoniaque	20 —
Huile de jusquiame.	60 —
Huile camphrée	20 —

Les frictions avec ce baume doivent être longues et légèrement faites.

Baume Opodeldoch. — C'est un composé d'alcool, de camphre, de savon, d'huile de romarin et de thym, il s'emploie en frictions : il est préférable de l'acheter tout préparé.

Baume tranquille. — C'est aussi un très bon calmant contre les rhumatismes, la goutte, les névralgies.

La prescription des autres baumes dépend de l'appréciation du médecin.

Bouillon de mou de veau. — Ce bouillon, souvent recommandé par les médecins pour les personnes souffrant de rhumes et catharres chroniques du poumon, s'obtient de la manière suivante :

On prend un mou de veau, frais du jour, on le lave parfaitement, puis on le coupe par petits morceaux de la grosseur d'une pomme, on le fait cuire dans un litre et demi d'eau jusqu'à réduction d'un tiers, on y ajoute alors cinq ou six figues grasses, quelques raisins secs, et un peu de sucre candi. On le fait encore bouillir environ dix minutes.

Ce bouillon, une fois passé, se prend en trois fois, le matin, à midi et le soir, au moins deux heures après chaque repas.

Bouillon de veau. — Ce bouillon laxatif et rafraîchissant tout à la fois est également le complément d'une purge. Il se prépare dans les mêmes conditions que le bouillon ordinaire ; moins les légumes et le poivre.

On prend pour le faire 125 grammes de jarret ou rouelle de veau pour un litre d'eau, on y ajoute deux ou trois navets, une carotte, que l'on coupe par tranches, quelques feuilles de laitue et un peu de cerfeuil. On sale le tout, puis on laisse bouillir tranquillement pendant une heure et demie environ. Ce bouillon se prend chaud ou froid entre chaque selle.

Bouillon aux herbes. — Ce bouillon, laxatif et rafraîchissant, se prend comme celui ci-dessus : il est le complément d'une purge. Il se prépare avec de l'oseille en feuilles, de la laitue, des feuilles de poirée et du cerfeuil. Le tout lavé, épluché et coupé en morceaux est mis dans une casserole contenant un litre d'eau. On ajoute 5 grammes de beurre frais et 2 grammes de sel ; on laisse bouillir jusqu'à réduction d'un tiers, puis on passe à l'étamine : le bouillon est alors prêt à boire.

Bouillon de poulet. — On prend la moitié ou le quart d'un poulet maigre que l'on fait bouillir une heure dans un litre d'eau avec quelques feuilles de laitue, de cerfeuil, d'oseille et très peu de sel. Ce bouillon est très digestif ; il convient parfaitement aux personnes relevant d'une longue maladie, ou après un certain temps de diète, il restaure sans fatiguer ni irriter l'estomac, tout en maintenant le corps libre.

Bouillon d'escargots. — Ce bouillon pectoral, qui s'emploie dans la convalescence des maladies de poitrine, se fait avec des escargots de vigne. On en prend environ douze ou quinze que l'on fait dégorger la veille. Le lendemain, on les enlève des coquilles après les avoir bien lavés à l'eau bouillante, puis on les fait cuire dans une casserole avec un litre d'eau et une laitue coupée en quatre : on ajoute quelques feuilles de pourpier, trois ou quatre figues ou dattes et l'on écume jusqu'à ce que l'ébullition se fasse. On laisse ainsi mijoter, à feu doux, pendant trois heures, de manière à réduire au tiers environ.

On ajoute ensuite 30 grammes de gomme arabique préalablement fondue dans un peu d'eau. On passe au tamis et on conserve ce bouillon dans un endroit frais.

Au moment d'en boire on en fait tiédir la quantité voulue que l'on peut sucrer au besoin.

Cataplasme. — Les substances dont on se sert le plus habituellement sont : la farine de graine de lin, les fécules de pomme de terre, de riz ou de seigle, la mie de pain, que l'on fait cuire sans les faire bouillir, soit à l'eau pure, soit dans du lait, soit dans une infusion de certaines plantes médicinales. On les arrose aussi quelquefois, avec de l'huile ou du laudanum pour en activer l'effet calmant

Indépendamment des cataplasmes chauds on se sert également de cataplasmes émollients, que l'on applique à froid.

La quantité de farine à employer est proportionnée à l'espace que l'on a à couvrir; mais il ne faut pas que le cataplasme soit trop volumineux ni trop lourd, il ne doit pas s'étendre au delà de la partie malade.

La mousseline, comme enveloppe, est préférable à tout autre linge. Une fois la bouillie bien étalée on replie la mousseline sur elle-même pour ne laisser au cataplasme que la grandeur voulue; on l'enferme alors dans un autre linge, il est prêt à appliquer aussitôt que sa chaleur peut être supportée par le dos de la main.

Cataplasme émollient. — Il se fait soit avec de la farine de graine de lin, soit avec de la farine de seigle ou d'orge, que l'on délaie dans de l'eau pure et que l'on fait fortement chauffer, sans laisser bouillir, en remuant sans cesse avec une cuillère en bois.

Une décoction de racine de guimauve unie à la graine de lin fait encore un excellent cataplasme émollient.

On peut, au besoin, faire bouillir dans l'eau deux têtes de pavot et remplacer la farine de graine de lin par de la mie de pain. On arrose ce cataplasme de quelques gouttes de laudanum, il devient alors calmant et émollient tout à la fois.

Cataplasme émollient *pour les dartres, rougeurs et inflammations de la peau.* — Il se prépare avec de la fécule de pomme de terre et de l'eau bouillante.

Un autre cataplasme émollient, qui est encore excellent, est celui que l'on prépare en faisant bouillir de la mie de pain soit dans du lait, soit dans une décoction de mauve ou de guimauve. On le rend calmant en y ajoutant deux têtes de pavot.

Cataplasme d'arnica. — Il s'applique sur les parties contusionnées. Ce sont les feuilles et les fleurs qui doivent servir : on les fait bouillir dans de l'eau et du vin et on les applique sur les parties contuses.

Cataplasmes divers. — Il se fait encore une foule d'autres cataplasmes : les uns diurétiques, les autres antiseptiques, narcotiques, résolutifs, maturatifs, vermifuges ou fébrifuges, etc., mais alors c'est

au médecin d'en prescrire l'emploi et d'en déterminer la composition.

Cérat simple (*servant à former tous les autres*).
— Les cérats diffèrent des pommades en ce qu'ils ne
contiennent aucune graisse ni résine, qu'ils sont préparés avec de l'huile d'olive et de la cire. Voici la manière de préparer le cérat simple : mélanger ensemble 6 grammes d'huile d'amandes douces et
3 grammes de cire blanche : lorsque le tout est
fondu, on y ajoute, en remuant vivement, une demi-
cuillerée d'eau distillée de roses, puis on triture jusqu'à complet refroidissement. Il ne reste plus qu'à
mettre en pot et bien couvrir avec un papier de
plomb.

Le cérat, appliqué sur les plaies, en apaise l'inflammation et tend à les cicatriser.

Selon les substances qu'on y ajoute on peut en
augmenter ou en modifier les propriétés.

Cérat à la rose. — Il s'emploie pour les gerçures des lèvres. On le prépare avec du cérat simple,
en y ajoutant de la cire, de l'orcanète et un peu
d'essence de rose. (Il est préférable de l'acheter tout
préparé.)

Cérat camphré. — S'emploie étendu sur du
papier brouillard pour les dartres et les brûlures. On
le prépare en mélangeant ensemble 50 grammes de
graisse de porc, 10 grammes de cire jaune et
25 grammes de camphre en poudre. Une fois le tout
bien fondu et battu il n'y a plus qu'à procéder à la
mise en pot, pour s'en servir selon les besoins.

Cérat soufré. — Il s'obtient avec le cérat simple auquel on ajoute du soufre sublimé, soit environ 20 grammes de cérat simple, 10 grammes de soufre sublimé, 8 ou 10 grammes d'huile d'amandes douces.

Autres cérats. — Les cérats belladonés, opiacés et autres ne se font que sur ordonnance du médecin, qui en commande l'application.

Cigarettes de tussilage. — La fumée des feuilles de tussilage procure aux asthmatiques un grand soulagement. On fait macérer ces feuilles dans une solution de sel de nitre, puis, une fois qu'elles sont à moitié sèches, on enroule les feuilles l'une sur l'autre de manière à en former des cigarettes.

Il se vend également chez les pharmaciens, pour le même usage, des *cigarettes anti-asthmatiques*, procurant un grand soulagement. Il faut en fumer au moins trois à quatre par jour.

Cigarettes camphrées. — Très à la mode il y a quelques années, on s'en sert encore aujourd'hui pour guérir les rhumes de poitrine, les oppressions, les crampes, les maux d'estomac.

Le camphre, imbibé de quelques gouttes d'alcool, est réduit en poudre dans un mortier en porcelaine ; on l'introduit ainsi pulvérisé dans le tube d'une plume d'oie ou dans un tube en verre préparé *ad hoc*. Les deux extrémités sont fermées par de l'ouate ou du papier Joseph, de manière à y maintenir le camphre.

Collyre. — Le collyre suivant procure un grand

soulagement, aux personnes qui ont l'intérieur des paupières enflammé.

Eau de rose.	25 grammes.
Eau de plantin.	25 —
Couperose blanche en poudre . .	1 —

le tout mis dans un litre d'eau de fontaine. S'en blasser les yeux trois ou quatre fois par jour.

Autre collyre. — Une eau réellement merveilleuse pour les yeux, dont on a bien voulu nous communiquer la recette, précieusement conservée dans une famille, qui en donne gratuitement à ceux qui souffrent de l'inflammation des yeux, consiste dans la préparation suivante :

1° Mettre dans un litre des pétales de bluets jusqu'à ce qu'il en soit à moitié plein (sans les comprimer) ;

2° Ajoutez une pincée de feuilles d'argentine ;

3° Gros comme une moyenne noix de couperose blanche en morceaux (non pulvérisée), la broyer ensuite ;

4° Eau de fontaine ou de rivière 875 grammes ;

5° Eau-de-vie 125 grammes.

Bien boucher la bouteille, laisser infuser six semaines pendant lesquelles on aura soin de remuer le tout de temps à autre.

Au bout de ce temps décantez soigneusement le liquide et conservez-le bien bouché.

On se sert de ce collyre en en faisant tomber quelques gouttes matin et soir dans l'œil du malade au moyen d'un petit linge blanc excessivement propre.

Décoction. — On donne le nom de décoction à

une opération qui consiste à faire bouillir dans un liquide des substances médicamenteuses pour en extraire les parties solubles aux différents degrés de température auxquels on les soumet.

Ce sont généralement les parties ligneuses des plantes, racines, écorces, bois, qui servent à cette opération; de même que certaines semences comme l'orge, le riz, la graine de lin.

Les décoctions devant servir de tisane ne doivent pas être poussées trop loin, et lorsqu'elles sont amères ou fortes, on doit jeter la première eau pour ne se servir que du second bouillon.

Désinfectants[1]. — Au nombre des désinfectants servant à absorber, détruire ou neutraliser les gaz méphitiques, les émanations infectes et putrides, il faut ranger *les acides;* qu'ils soient nitrique, chlorhydrique, nitreux ou sulfureux. Viennent ensuite les chlorures de chaux, de soude ou de potasse, dont la propriété est de neutraliser les effets malfaisants de l'acide carbonique. On emploie ces désinfectants en fumigations ou lavages.

On désinfecte les chambres ayant été occupées par des malades au moyen de fumigations sulfureuses, puis on bouche hermétiquement toutes les ouvertures, on fait brûler du soufre dans un vase en tôle ou une soucoupe en porcelaine : on allume le soufre, en versant dessus un peu d'alcool. Il suffit de vingt-quatre heures pour désinfecter tout un appartement.

Eau. — Il a été reconnu, par les sommités mé-

---

[1] Voir pour la manière de désinfecter la literie notre volume concernant le *Mobilier*, p. 45 et suivantes.

dicales, que l'eau était le principal véhicule des maladies infectieuses; parmi elles se placent le choléra et la fièvre typhoïde, qui tiennent le premier rang.

La filtration de l'eau, même avec les appareils perfectionnés, n'est point une garantie suffisante contre ces épidémies, car il a été constaté que si elles empêchent les microbes et leurs germes de passer à travers leurs couches protectrices, elles ne peuvent éliminer la distillation des poisons qui y sont contenus par les déjections des microbes eux-mêmes; aussi l'ébullition de l'eau, quoique filtrée, a-t-elle été jugée nécessaire.

Faire bouillir l'eau est, pour les ménagères, un surcroît de besogne, aussi, malgré la crainte, cette précaution trouve-t-elle peu d'adeptes,

Un savant chimiste russe a résolu le problème en stérilisant l'eau sans la filtrer ni la faire bouillir, en y ajoutant tout simplement une très faible quantité de permanganate de potasse, un des plus puissants et inoffensifs désinfectants que l'on connaisse.

Un ou deux centigrammes de ce sel suffisent pour désinfecter un litre d'eau. Ce sel, mis dans l'eau, on agite fortement; il se produit alors une coloration violacée indiquant que l'eau est purifiée et que le permanganate s'y trouve en léger excès, ce qui rend l'eau propre aux usages domestiques, aussi bien comme boisson que pour préparer les aliments. Une pincée de sucre pulvérisé décolore cette eau et le peu d'oxyde de manganèse et de carbonate de potasse qu'elle contient sont tout à fait inoffensifs pour la santé.

Le permanganate de potasse doit se conserver à

l'abri de toute substance organique, dans un flacon bien bouché à l'émeri.

Eau de goudron. — La préparation de l'eau de goudron est des plus simples. Dans une cruche en grès, de la contenance de deux ou trois litres, on fait mettre par le pharmacien du goudron de Norvège ; on verse dessus de l'eau bouillante et on laisse refroidir. Cette première eau expulsée de la cruche, on la remplace par de la nouvelle, qu'on peut commencer à boire au bout de douze heures de contact avec le goudron.

Chaque verre que l'on enlève est remplacé par un nouveau verre d'eau, ce qui fait que l'on a toujours une eau goudronnée bonne à boire soit à jeun, soit au repas, en l'unissant au vin.

Eau ferrugineuse. — Le fer étant un des éléments constitutifs du sang, les personnes d'un tempérament faible ne sauraient trop chercher tous les moyens propres à se l'assimiler.

Ce serait en vain que l'on puiserait dans l'arsenal pharmaceutique, le citrate de fer et autres produits analogues y compris, pour trouver des matières régénératrices du sang, dont la puissance d'assimilation et d'action puisse égaler l'eau ferrugineuse naturelle. Elle seule agit d'une manière constante et régulière, aussi bien sur le sang que sur les nerfs, en étendant, ses bienfaits d'une façon générale sur tout l'organisme.

Tous les ferrugineux artificiels, dont la chimie nous a dotés jusqu'à ce jour, ont le grave inconvénient, outre leur aspect répugnant et leur difficulté d'absorption, d'échauffer et par conséquent de provoquer, au bout de quelque temps d'usage, une constipation opiniâtre, en rendant l'emploi dangereux au lieu d'être salutaire; aussi, est-on forcément obligé de les abandonner avant même qu'ils aient pu produire le moindre effet.

Dans l'eau ferrugineuse naturelle, celle par exemple provenant de la source des Huchers, d'Amiens[1], la présence du bicarbonate de magnésie se trouve dans des proportions telles (0,018 par litre), qu'elle vient corriger tout ce que le fer peut avoir d'échauffant. Sa richesse en fer n'est pas moindre de 0,33 de carbonate de fer par litre, à l'état de bicarbonate, sans compter les autres substances qui s'y trouvent réunies dans les proportions les plus avantageuses.

Eau gazeuse. — Cette eau rafraîchissante, mélangée avec le vin ou le sirop, facilite la digestion, elle est aussi recommandée contre les vomissements.

Eau de mélisse. — L'eau de mélisse se prépare de la manière suivante : dans une cruche en grès ou mieux dans une bonbonne en verre à large ouverture, mettez :

Alcool à 36°.	1 litre 1/2. .
Feuilles et fleurs de mélisse . . .	250 grammes.
Racine sèche d'angélique	8 —
Zeste de citron	65 —

Laissez infuser le tout pendant huit ou dix jours, en agitant de temps à autre; filtrez à travers un linge solide et fin en pressant fortement, soumettant le marc à une nouvelle pression.

---

[1] L'exploitation de cette source, dont M. Lambert-Mousin est le propriétaire et le directeur, est autorisée par l'état.

Ce liquide obtenu, ajoutez-y :

Coriandre . . . . 100 grammes.
Noix muscade 20   —
Cannelle. 20   —
Quelques clous de girofle.

Laissez de nouveau infuser le tout pendant huit jours pour filtrer de nouveau à travers un linge.

Ajoutez alors :

Eau de fontaine . . . . 150 grammes.

Agitez, laissez reposer, puis décantez et filtrez pour mettre en bouteilles.

L'eau de mélisse, en même temps qu'elle calme les maux de nerfs et d'estomac, peut également être employée comme lotions étant mélangée à l'eau.

Eau de Seltz. — C'est une eau minérale naturelle provenant des sources de Selters (duché de Nassau), dont les propriétés hygiéniques résident dans la grande quantité de gaz acide carbonique qu'elle contient.

Elle aide puissamment à la digestion et dissipe les embarras d'estomac. On la recommande également pour combattre les dépôts urinaires, et pour certaines maladies de foie.

Celle que nous buvons ordinairement n'est qu'un produit artificiel composé d'acide tartrique et de bicarbonate de soude, jouissant à peu près des mêmes propriétés que l'eau naturelle.

Eau-de-vie camphrée et **alcool camphré.** — L'eau-de-vie camphrée ne diffère de l'alcool que parce que ce dernier, plus concentré, s'évapore plus promptement, qu'il dépose sur la plaie une plus grande quantité de camphre.

L'eau-de-vie camphrée s'emploie en lotions ou en compresses pour les contusions, les meurtrissures, les foulures, les plaies de mauvaise nature.

Camphre en poudre	10 grammes.
Eau-de-vie à 60°.	300 —

L'alcool camphré se prépare de la manière suivante :

Camphre	50 grammes.
Alcool à 90°	500 —

Eau sédative. — Elle ne s'emploie qu'à l'extérieur, en lotions ou compresses, pour les piqûres d'insectes. En voici la formule d'après M. Raspail :

Ammoniaque liquide à 22°. . . .	60 grammes.
Alcool camphré	10 —
Sel marin	60 —
Eau ordinaire	1 litre.

Pour la rendre plus forte, il suffit d'augmenter la dose d'ammoniaque de 20 grammes, ce qui fait 80 grammes, lorsqu'on la veut tout à fait forte, il faut porter cette dose à 100 grammes.

Eau blanche. — Cette eau se prépare avec du sous-acétate de plomb (extrait de Saturne), elle s'emploie en lotions, pour les foulures, entorses et contusions.

Ce médicament ne sert qu'à l'extérieur.

Nous conseillons de s'adresser au pharmacien pour obtenir une solution concentrée d'extrait de saturne, à l'aide de laquelle on peut préparer instantanément de l'eau blanche.

Eau de Vichy. — L'eau de Vichy (Allier), est une eau naturelle contenant une grande quantité de bicarbonate de soude. Elle est souveraine pour la goutte, la gravelle, les calculs, les engorgements du foie et les inflammations chroniques des entrailles. Il faut consulter son médecin pour savoir à quelle source on doit donner la préférence, leurs propriétés différant suivant la source.

La manière dont on prend généralement l'eau de Vichy ne permet pas d'en obtenir tous les résultats qu'on en attend. Pour la prendre dans de bonnes conditions, il faut la faire légèrement tiédir au bain-marie et l'absorber une heure environ avant le repas, la faisant suivre d'une promenade d'environ une bonne demi-heure.

Aux personnes peu fortunées, ne pouvant s'offrir le luxe de l'eau de Vichy, le pharmacien indiquera le moyen de s'en procurer de la factice à des prix plus modérés, et qui aura tout autant d'efficacité.

Elixir de Garus. — Cette boisson hygiénique est un réconfortant qui facilite la digestion ; on la compose à l'aide de teintures que l'on trouve chez tous les pharmaciens.

Teinture de safran.	20	grammes.
— de cannelle.	12	—
— de girofle.	12	—
— de muscade	12	—
— de vanille	12	—
Alcool à 90°.	460	—

Ajouter à ce mélange :

Sirop de capillaire.	800	grammes.
Fleur d'oranger	130	—

Filtrer ensuite le tout.

Elixir Raspail. — S'emploie pour dissiper les douleurs d'entrailles, la dysenterie et prévenir les maladies épidémiques ; en voici la composition :

Alcool à 22°	1	litre.
Racine d'angélique	30	grammes.
Myrrhe	2	—
Aloès	2	—
Clous de girofle	1	—
Vanille	1	—
Camphre	50	centigrammes.
Noix muscade	25	—
Safran	10	—

Le tout doit macérer pendant huit ou dix jours au soleil, en ayant la précaution de bien ficeler le bouchon ; on passe et on filtre. Cette liqueur se conserve dans un endroit frais. Il suffit d'en prendre un petit verre tous les matins.

Si l'on veut la transformer en liqueur de table, on n'a qu'à y ajouter un demi-kilo de sucre.

Emplâtres. — Lorsque les emplâtres doivent exercer une action très énergique comme médicament externe et former vésicatoire, il ne faut en faire l'application que sur la prescription du médecin, qui donne alors la formule et la dimension qu'elle doit avoir.

Lorsqu'il ne s'agit que d'un emplâtre ordinaire, diachylon ou sparadrap, leur usage fait partie de la médecine domestique et ne présente aucun inconvénient.

L'emplâtre ou onguent de la mère dont on se sert pour faire aboutir les abcès, les clous, les panaris et en hâter la suppuration, se fait de la manière suivante :

Axonge	25 grammes.
Suif.	25 —
Litharge.	25 —
Cire jaune.	15 —
Huile à brûler	50 —
Poix noire	8 ou 10 —

Le tout fondu et mêlé ensemble sur un feu doux.

Huile camphrée. — On obtient facilement l'huile camphrée en broyant dans un mortier une partie de camphre arrosé d'alcool pour sept parties d'huile d'olive.

Huile de ricin. — C'est le plus doux des purgatifs, mais, malgré la limpidité et la blancheur que l'on est parvenu à lui donner de nos jours, il est assurément le plus désagréable à avaler... Quel goût, grand Dieu !

La manière dont on présente ce purgatif au malade est souvent aussi une cause de redoublement de dégoût. Donne-t-on cette huile dans du café noir ou dans du bouillon à l'oseille, il ne faut pas se contenter d'y verser l'huile et de battre le tout quelques instants, cela ne suffit pas, l'huile revient de suite à la surface, révoltant l'odorat et le goût du malade, déjà prédisposé par l'effet du malaise qu'il éprouve.

Il faut, pour assimiler le tout ensemble, battre café ou bouillon contenant l'huile, tout comme on le ferait si l'on avait à préparer des œufs à la neige; et ne cesser de battre que juste au moment où on est prêt à absorber cette purge. On se lave ensuite immédiatement les lèvres avec de l'eau chaude aromatisée et un peu de savon, puis on passe un peu d'eau de Cologne pour faire disparaître les dernières traces d'odeur de cette huile, aussi répugnante que bienfaisante.

Un docteur de nos amis nous a affirmé que cette huile, légèrement chauffée au bain-marie, perdait toute odeur; nous aimons à le croire sur parole, formant des vœux pour ne pas l'expérimenter par nous-même de sitôt.

Un médecin de Nancy, pour éviter que ses malades sentent le goût désagréable de cette huile, la leur fait prendre dans un verre préalablement rincé avec du cognac (nous l'avons essayé). Il fait également se rincer la bouche avec un peu de cognac ou de rhum; l'huile s'avale facilement, sans laisser aucun goût au palais, surtout si elle a été liquéfiée quelques instants au bain-marie.

Lavements. — Il y a trois sortes de lavements : 1° les lavements simples ou rafraîchissants, purement hygiéniques, tels que ceux d'eau pure, d'eau de son, de guimauve, de graines de lin auxquelles on ajoute quelquefois une ou deux cuillerées d'huile d'olive; 2° les lavements purgatifs au *miel* ou à la *manne grasse;* 3° enfin les lavements médicamenteux contenant des substances médicinales déterminées par les ordonnances du docteur, tels que sulfate de quinine, mousse de Corse, assa fœtida.

Lorsqu'un lavement doit être conservé pendant quelque temps dans le corps, il est bon qu'il soit précédé d'un lavement ordinaire à l'eau pure.

Il faut avoir soin, avant d'introduire la canule dans

l'anus, de bien l'enduire de beurre ou de pommade, afin d'éviter toute déchirure des chairs.

Lavement émollient. — Il se prépare en faisant une décoction de racines de guimauve, de graines de lin ou de son.

Lavement laxatif. — Prendre quatre cuillerées de gros miel et les faire fondre dans un peu d'eau, y ajouter trois cuillerées d'huile d'olive et d'eau chaude pour arriver à obtenir environ 250 grammes de liquide. Battre bien le tout ensemble.

Pour que ce lavement produise tout son effet, il faut le conserver au moins une demi-heure.

Ce lavement est excellent pour combattre la constipation; on peut en prendre un le matin et un le soir, et ce, pendant plusieurs jours consécutifs.

Autres lavements. — On ne doit employer les lavements purgatifs, antiseptiques, fébrifuges, vermifuges, diurétiques, etc., que sur ordonnance du médecin en se conformant, pour leur préparation, aux conseils du pharmacien.

Limonade de citrons. — Elle se prépare avec du jus de citron, de l'eau et du sucre.

On commence par ramollir le citron en le roulant avec la main sur une table, on le coupe ensuite en deux pour en extraire le jus par la pression.

On compte environ 150 grammes de sucre pour un litre d'eau.

La limonade est une boisson aussi agréable que rafraîchissante, mais il ne faut pas en abuser, car elle arriverait bien vite, par ses propriétés acides, à troubler les fonctions de l'estomac.

Liqueurs médicinales. — Leur préparation fait exclusivement partie du domaine de la pharmacie.

Loochs médicinaux. — Il en est de même pour la préparation des loochs.

Pastilles de menthe. — On fait une pâte assez molle, composée d'un quart de gomme arabique pour trois quarts de sucre en poudre; on y incorpore de l'essence de menthe poivrée; puis, une fois la pâte bien pétrie, à l'aide d'un rouleau de bois, on la rétend en couche mince sur une planche: on coupe cette pâte à l'emporte-pièce, et on la laisse sécher dans un endroit frais et sec, traversé par un courant d'air. Pour éviter que l'évaporation n'affaiblisse la force de la menthe, il est préférable de n'en faire qu'une petite quantité à la fois.

Pastilles stomachiques.

Zestes d'orange amère.	30 grammes.
Extrait de quinquina.	4 —

Pulvériser ces deux substances et les incorporer dans

Sucre en poudre	500 grammes.

Quelques gouttes de fleur d'oranger aident à en former une pâte consistante que l'on découpe à l'emporte-pièce et que l'on fait sécher à l'étuve.

Autres pastilles. — C'est à peu près de la même manière que se préparent toutes les autres pastilles; mais comme leur consommation en est restreinte, nous conseillons de s'adresser au pharmacien, qui, lui-même, les reçoit toutes préparées de fabricants spécialistes.

Pâte de guimauve. — Cette pâte pectorale est employée comme adoucissant pour les rhumes et la toux. On la prépare de la manière suivante :

Racine de guimauve. . . . .   35 grammes.

que l'on fait macérer dans

Eau. . . . .   250 grammes.

Filtrer à travers un linge. Mettez sur le feu et ajoutez 1 kilo de sucre en poudre et 1 kilo de gomme en poudre. Passez de nouveau ce liquide, lorsqu'il est encore chaud, puis remettez sur le feu pour le faire réduire jusqu'à consistance de miel épais, en remuant toujours, avec une spatule de buis. Ralentissez l'action du feu et ajoutez petit à petit, à ce sirop, 12 blancs d'œufs bien battus, et environ 40 à 50 grammes d'eau de fleurs d'oranger. Quand la pâte est cuite, ce que l'on reconnaît lorsqu'elle n'adhère plus au dos de la main, on la coule sur un marbre recouvert d'une légère couche d'amidon. Il faut remuer constamment le liquide et que le feu soit parfaitement réglé pour obtenir une pâte blanche et ferme.

Pâte de lichen. — Cette pâte, excellente pour la toux et les catarrhes, s'obtient en faisant macérer pendant vingt-quatre heures environ, 100 grammes de lichen dans l'eau froide. Au sortir de cette eau, on plonge pendant quelques instants le lichen dans de l'eau bouillante ; puis on jette cette eau que l'on remplace alors par 500 grammes de nouvelle, et on fait bouillir environ un quart d'heure. Cette décoction une fois passée, on y ajoute un demi-kilo de sucre en poudre et autant de gomme arabique. Après

mélange intime, on fait évaporer au bain-marie jusqu'à consistance de pâte ferme, puis on coule sur un
marbre huilé et on divise en morceaux.

Phénol désinfectant. — Servant à l'assainis-
sement et à la désinfection, faites dissoudre dans :

Alcool à 90°.	15 grammes.
Acide phénique cristallisé . . .	15 —

Une fois ce mélange fait ajoutez-y.

Eau	650 grammes.
Glycérine	20 —

Agitez fortement la bouteille.

Pour le lavage des plaies il suffit, d'étendre cette
solution de moitié d'eau.

Pilules. — Il y a tant de sortes de pilules, astringentes, diurétiques, fébrifuges, purgatives, vermifuges, diaphorétiques, etc., que l'appréciation du
choix doit en être laissé au médecin, et la préparation au pharmacien.

Pilules à l'iodure de fer. — On les prépare
avec du fer réduit par l'hydrogène.
Pour préparer 100 pilules, prenez :

Fer réduit par l'hydrogène. . . .	10 grammes.
Gomme en poudre ou guimauve .	2 —

Délayer le tout avec du sirop pour en former une
pâte. Prendre le soir, en dînant, une ou deux pilules ;
mais ne pas dépasser quatre.
Ces pilules sont excellentes pour les tempéraments
faibles et lymphatiques.

Pommade camphrée.

Camphre pulvérisé. . . . .   40 grammes.
Axonge   125   —

Le tout bien mélangé et fondu, on décante pour mettre en pot. Cette pommade s'emploie dans une foule de cas : pour les plaies, les hémorroïdes, les fissures, les excoriations, etc.

Pommade pour les brûlures.

Un jaune d'œuf durci.
Cire jaune . . . .   16 grammes.
Huile d'amandes douces.   45   —

On fait d'abord un cérat avec la cire et l'huile que l'on fait fondre, puis on y introduit le jaune d'œuf pulvérisé.

Pommade de concombres.

Axonge ou panne de porc. . . .   500 grammes.
Graisse de veau.   300   —

Broyez le tout dans un mortier, lavez bien à l'eau tiède, puis à l'eau froide ; faites égoutter sur un tamis, puis fondez les deux substances au bain-marie après y avoir ajouté :

Baume du Pérou dissous dans l'al-
cool. . . . .   1 gramme.
Eau de rose double   5   —

Une fois fondu, passez à travers un linge et laissez reposer pour en séparer l'eau.

Prenez 500 grammes de concombres que vous nettoyez parfaitement et dont vous extrayez le jus sous une presse, ajoutez-le à 550 grammes de la graisse préparée ci-dessus et faites chauffer de nouveau pour l'y incorporer.

La pommade étant encore chaude, battez-la bien
avec la spatule, de manière à en former une crème.

Pommade d'ellébore. — Cette pommade sert
pour guérir les dartres invétérées. On prend, pour
l'obtenir, de la racine d'ellébore noir pulvérisé, dans
les proportions de une ou deux parties sur huit
d'axonge de porc, le tout se fond et se mélange au
bain-marie.

Pommade de goudron. — Elle s'obtient en
mélangeant quatre parties d'axonge à une de goudron.

Pommade pour les gerçures des lèvres.
— Prenez :

Huile d'amandes douces.	2 parties.
Cire blanche.	1 —
Essence d'orcanète.	1/8 —

Chauffez le tout au bain-marie jusqu'à ce que le
corps gras ait pris une couleur rouge ; passez alors
à travers un linge, avec expression, puis aromatisez
avec de l'essence de rose.

Pommade soufrée. — Excellente pour la guérison des dartres légères. Elle s'obtient en mélangeant ensemble sur le feu :

Axonge	3 parties.
Soufre sublimé et lavé.	1 —

Pommade pour les engelures. (Voir *Engelures*, p. 52.)

Potions. — On ne doit faire usage des potions
que d'après les ordres du médecin ; mais il en est

certaines qui, en raison des substances qu'elles contiennent, sont d'une préparation fort simple et rentrent dans les attributions de la médecine usuelle ou domestique. De ce nombre il faut citer la potion antispasmodique composée de :

Fleurs de tilleul.	4	grammes.
Fleurs d'oranger.	8	—
Eau bouillante.	125	—
Sirop de sucre.	16	—
Ether.	de 10 à 20 gouttes.	

N'ajouter le sirop et l'éther que lorsque l'infusion passée à travers un linge, est refroidie.

Potion calmante.

Eau de fontaine.	100	grammes.
Eau de fleur d'oranger.	30	—
Sirop de guimauve.	30	—

Deux cuillerées à bouche pour commencer, puis une cuillerée toutes les demi-heures, jusqu'à ce que le mal commence à disparaître.

Potion cordiale.

Vin de Bordeaux vieux.	125	grammes.
Eau de fleur d'oranger.	15	—
Sirop de gomme.	30	—

Cette potion est bonne pour les défaillances et les faiblesses.

Autres potions. — Pour les potions purgatives, laxatives, vermifuges, vomitives, etc., c'est au médecin seul qu'il appartient d'en déterminer l'emploi.

Poudre ferrugineuse. — Cette préparation s'emploie pour reconstituer le sang et lui rendre le fer qui lui manque, elle est très efficace contre l'ané-

mie, la phtisie, la chlorose. On la trouve toute préparée chez le pharmacien. Pour l'eau ferrugineuse,
voir page 76.

Sirop de sucre. — Ce sirop s'obtient en faisant
dissoudre à chaud, dans un litre d'eau, 3 kilogrammes
de sucre blanc ; on y ajoute un blanc d'œuf battu
dans un peu d'eau. Une fois le tout bien dissous et
mélangé, on passe dans un linge, puis on chauffe
jusqu'à ce que le liquide atteigne 30 à 32 degrés
environ, ce qui arrive lorsqu'il a monté deux ou trois
fois comme fait le lait. Il n'y a plus alors qu'à le
mettre en bouteilles.

Sirop de gomme. — Le plus communément
employé pour sucrer les tisanes, se fait de la manière
suivante : Gomme arabique 60 grammes, que l'on
fait dissoudre dans le même poids d'eau ; puis on
verse cette gomme dans un litre de sirop de sucre.
On fait subir au tout deux ou trois bouillons; on
passe à travers un linge, et on ajoute une cuillerée à
bouche de fleur d'oranger. On met ensuite en bouteilles.

Pour les sirops médicamenteux, il est préférable
de les acheter tout préparés.

Sirop d'oranges.

Acide citrique.	1 gramme.
Sirop de sucre.	100 —
Eau.	2 —

Faire dissoudre l'acide citrique dans les 2 grammes
d'eau, puis ajouter le sirop de sucre que l'on aromatise avec de la teinture d'écorces fraiches d'orange
ou de citron.

Sirop de coquelicots.

Fleurs sèches de coquelicot . . . .   30 grammes.
Eau bouillante   300   —

Après une infusion de cinq ou six heures passez et filtrez la liqueur obtenue. Ajoutez-y 450 grammes de sirop de sucre, puis faites faire sur le feu deux ou trois bouillons.

Ce sirop inoffensif, pris à la dose d'une cuillerée à bouche, procure le sommeil ; il est également employé comme calmant pour les coliques spasmodiques, l'asthme et la dysentérie.

Tisanes astringentes. — Vingt-cinq à trente grammes de riz pour un litre d'eau. (Faire bouillir et crever le riz.)

Tisane diurétique. — La queue de cerises, la bourrache, le chiendent ; deux pincées de l'une ou de l'autre pour un litre et demi d'eau. (Faire bouillir.)

Tisane pectorale. — Les dattes, les figues, les quatre fleurs ou le lichen ; 15 grammes par litre d'eau.

Tisanes rafraîchissantes. — Le chiendent et l'orge, environ 35 grammes dans un litre et demi d'eau.

Tisane pour purifier le sang. — Mêler ensemble une poignée d'orge mondé, même quantité de patience, de lentilles et de pruneaux : faire bouillir le tout dans deux ou trois litres d'eau jusqu'à réduction d'un litre.

En prendre un verre à jeun tous les matins jusqu'à épuisement ; ne manger que deux heures après.

Tisane tonique. — Six grammes de racine de gentiane pour un litre et demi d'eau.

Tisane sudorifique. — La salsepareille, la bourrache : 60 grammes pour un litre et demi d'eau.

Tisane pour la toux. — Fleurs de guimauve ; fleurs de mauve ; de coquelicots : 6 grammes de chacun pour un litre et demi d'eau.

Tisane pour la gorge. — Infusion de feuilles de ronces sucrée avec du miel.

Tisane de camomille. — Cette tisane est efficace contre les faiblesses d'estomac et les spasmes nerveux ; elle fait aussi couler la bile. On fait infuser quelques fleurs, quatre ou cinq environ dans trois tasses à café d'eau bouillante. Sucrer pour en enlever l'amertume.

Tisane de chiendent. — Excellent diurétique, s'obtenant en faisant bouillir pendant un quart d'heure :

Racine de chiendent.	30 grammes.
Eau.	1 litre.

Tisane de capillaire. — Bonne pour les rhumes, elle se compose de :

Capillaire de Canada.	12 grammes.
Eau bouillante.	1 litre.

On fait infuser et on filtre.

Tisane de bourrache. — Elle se prépare dans les mêmes proportions que celle de capillaire.

Tisane de valériane. — Racine de valériane concassée, de 1 à 2 grammes pour une tasse d'eau bouillante : elle s'emploie en infusion. La valériane se prend aussi en poudre. Elle est vermifuge et fébrifuge ; elle a aussi la propriété de calmer les douleurs névralgiques et les spasmes de l'estomac.

Tisane de violettes. — Adoucissante et pectorale ; elle se fait par infusion de la fleur.

Fleurs de violettes.	8 grammes.
Eau bouillante.	1 litre.

Tisanes diverses. — Les tisanes de fleurs de mauves, de guimauve, de bouillon blanc, de tussilage se font dans les mêmes proportions que la tisane de violettes.

Vin d'absinthe. — Prendre 60 grammes de teinture d'absinthe et les verser dans un litre de vin blanc. Ce vin, éminemment tonique, excite l'appétit. C'est aussi un excellent vermifuge. Le prendre le matin à jeun, un petit verre à liqueur suffit.

Vin de gentiane.

Racine de gentiane	1 partie.
Alcool à 56°.	2 —

Faire infuser pendant vingt-quatre heures, puis verser le tout dans quatorze parties de vin et laisser infuser huit ou dix jours. Pour que la gentiane s'infuse bien, il faut préalablemeut la concasser.

On peut s'éviter l'embarras de cette préparation

en se procurant de la teinture de gentiane, ce qui est tout aussi bon.

Ce vin est également vermifuge et fébrifuge.

Vin de quinquina. — Fortifie les estomacs débilités, il se prend à la dose d'un verre à liqueur à jeun matin et soir.

Quinquina gris concassé.	60 grammes.
Vin de Bourgogne	1 litre.
Alcool à 50°.	60 grammes.

On fait d'abord infuser le quinquina dans l'alcool pendant trente-six heures, en ayant soin de bien boucher la bouteille ; puis on ajoute le vin et on laisse le tout macérer pendant huit à douze jours, après quoi on filtre sur du papier gris.

Les pharmaciens vendent des petits flacons de teinture de quinquina dont il suffit de verser le contenu dans un litre de vin pour l'avoir prêt à être bu.

Vinaigre des quatre voleurs. — L'origine du nom est curieuse à connaître ; la voici en quelques mots, d'après la légende : Quatre voleurs qui dévalisaient les pestiférés à Marseille n'avaient jamais été atteints par la terrible maladie. Faits prisonniers, on leur demanda ce qu'ils faisaient pour échapper ainsi au fléau ; ils se renfermèrent dans un mutisme absolu, disant que c'était leur secret.

Condamnés à mort, prêts d'être exécutés, on leur promit la vie sauve s'ils voulaient dévoiler leur secret ; ils y consentirent. On donna alors à leur vinaigre le nom de vinaigre des quatre voleurs.

En voici à peu près la formule :

Prenez 3 litres de vinaigre dans lesquels vous faites

macérer au soleil, pendant quinze jours, 15 grammes de sommités sèches des plantes suivantes : grande et petite absinthe, romarin, sauge, menthe, rue, fleurs de lavande; 3 grammes d'ail, de racine d'acore, de girofle, de cannelle, de poivre et de muscade.

Les quinze jours de macération écoulés, passez à travers un linge, en pressant fortement, et ajoutez au vinaigre 2 grammes de camphre dissous dans l'acool, puis 2 grammes d'acide acétique. On agite et on laisse reposer le mélange. Deux ou trois jours après on le filtre.

Lorsque l'on va visiter des personnes atteintes de maladies contagieuses, on s'en frotte les mains et la figure; on en fait également des fumigations et on en répand dans les appartements en temps d'épidémie.

Vinaigre camphré.

Camphre en poudre.	25 grammes.
Vinaigre fort	500 —

Le camphre est broyé et dissous dans un peu d'acide acétique ou d'alcool, puis on l'ajoute au vinaigre. On filtre quelques jours après.

Ce vinaigre est également un excellent désinfectant en temps d'épidémie et pour ceux qui soignent ou fréquentent les personnes atteintes de maladies contagieuses.

QUATRIÈME PARTIE

PARFUMERIE

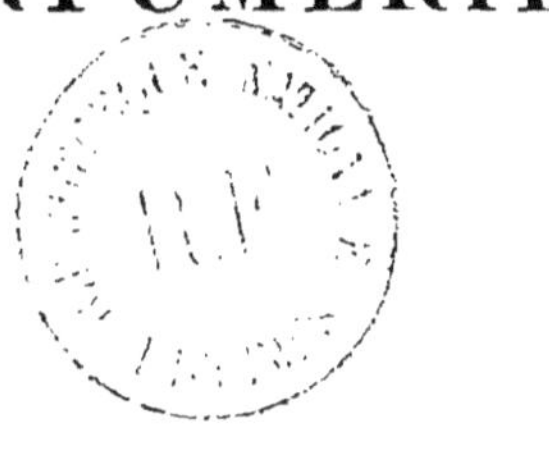

PARFUMERIE

QUELQUES MOTS SUR LES PARFUMS

On appelle parfums des odeurs aromatiques agréables, plus ou moins fortes, plus ou moins subtiles ou suaves, qu'exhalent certaines substances, et plus particulièrement les fleurs.

L'odeur que produisent les parfums peut être agréable ou désagréable; mais on ne désigne par le nom de parfums que celles qui flattent l'odorat.

Les parfums se trouvent dans la nature sous plusieurs formes différentes: les uns sont solides comme les baumes et l'encens, que l'on peut employer et conserver tels qu'ils se présentent, sans y rien ajouter ni changer: c'est ce que l'on appelle les parfums simples.

Les autres, que l'on trouve sous forme de résines, que l'on pulvérise et mélange entre elles dans des proportions déterminées, constituent les parfums composés.

Viennent ensuite les parfums liquides, esprits, essences et huiles de plantes très odorantes.

Le premier sens qui subit l'influence des parfums et se trouve frappé par leur exhalaison, sous forme

de vapeurs, c'est celui de l'odorat, qui en commu-
nique l'impression au cerveau.

L'odeur des parfums, très en usage chez le sexe
féminin, est plutôt nuisible à la santé qu'il ne lui est
utile ; son action s'exerce directement soit sur le cerveau, soit sur les nerfs. Le luxe raffiné de la coquetterie, l'amour de la sensualité, font que de nos jours
les femmes s'en couvrent de la tête aux pieds, quand
bien même elles devraient souffrir de leurs émanations délétères... Mais il est si agréable, aux météores
de la beauté, de laisser, derrière elles, l'empreinte du
parfum qu'elles exhalent, que, dussent-elles en être
incommodées elles-mêmes, les femmes ne renonce-
ront jamais à cette délirante satisfaction. Pour certaines personnes, l'odeur qu'elles portent constitue
un véritable cachet de distinction.

De tous temps, l'usage des parfums a été l'apanage
du sexe délicat. La Bible nous apprend qu'ils étaient
en usage au temps de Moïse ; Pline en fait remonter
l'emploi au règne de Darius.

Chez les Egyptiens, les Hébreux, les Grecs, les Ro-
mains, les grandes dames et les courtisanes en con-
naissaient les secrets de fabrication : elles aimaient à
rehausser l'attrait de leurs charmes de leurs efflo-
rescentes senteurs. Certains parfums se vendaient
alors au poids de l'or.

L'usage des parfums composés donna naissance à
la parfumerie, dont les produits, présentés sous mille
formes différentes, cosmétiques, pommades, savons,
pâtes, huiles, essences, alcool, eaux de toutes sortes,
poudres, fards, etc., tiraient leurs principes odorants
des résines, des baumes, des fleurs, unis à des parfums d'origine animale, tels que le musc, l'ambre, la

civette ; voire même à des déjections d'animaux tels que le castoreum et l'hyraceum.

Ne croyez pas que ce soit dans la fleur seule que réside le parfum ; on l'extrait aussi de ses racines : témoin l'iris et le vétivier. L'odeur du cèdre et du santal provient de leur bois, de même que celle de la menthe, du patchouli, du thym, de la verveine se trouve dans leurs feuilles. Les écorces, les graines, les gousses de certaines plantes recèlent également des odeurs.

La chimie moderne, par les progrès accomplis pendant le XIXᵉ siècle, est parvenue à se passer de ce qui, autrefois, constituait la base des parfums, en remplaçant fleurs, plantes, résines et baumes, par de savantes combinaisons d'acides et de sels ; ce qui permet de fabriquer aujourd'hui ces mêmes produits odorants que jadis on était forcément obligé de demander à la nature.

Autrefois, c'était au moyen de l'eau et de l'alcool que se distillaient les parfums si odorants des fleurs. Cette méthode est aujourd'hui abandonnée : l'on dissout le principe odorant dans le sulfure de carbone ou l'éther, puis on fait évaporer la dissolution. On obtient ainsi une substance butyreuse ayant beaucoup d'analogie avec l'essence de rose, donnant toute la force et l'intensité aromatique de la fleur.

Alcool de menthe. — L'alcool de menthe, excellent pour tous les soins de la bouche, se prépare de la manière suivante :

> Essence de menthe . . . . 7 grammes.
> Alcool à 90° . . . . 650 —

(Voir aussi *Indigestions*, p. 55.)

Clous fumants (voir aussi *Pastilles odorantes* p. 109). — Voici le moyen de les préparer :

Benjoin.	24 grammes.
Baume de Tolu	6 —
Santal citrin	6 —
Laudanum	1 1/2 —
Charbon léger.	60 —
Nitrate de potasse.	2 —
Gomme arabique	4 1/2 —
Eau.	20 —

Pulvériser le tout pour en former une pâte que l'on fait sécher à l'air ou à l'étuve.

Eau de Botot. — Parmi les eaux servant à la toilette, l'eau de Botot est celle qui occupe le premier rang pour les soins de la bouche.

Anis	30 grammes.
Cannelle	8 —
Girofles.	1/2 —
Cochenille	2 —

Il faut faire macérer le tout pendant huit jours environ dans 1 litre d'alcool à 80 degrés ; puis, le liquide filtré, y ajouter :

Huile essentielle de menthe . . .	2 grammes.

Autre recette :

Anis	40 grammes.
Girofle	10 —
Cannelle en poudre	10 —

Laisser infuser le tout pendant huit ou dix jours dans 1 litre d'alcool à 80 degrés puis filtrer et ajouter :

Huile essentielle de menthe. . .	5 grammes.
Teinture d'ambre	5 —

Eau de Cologne.

Essence de romarin	4 grammes.
— cédrat.	4 —
— citron.	4 —
— bergamote.	4 —
— néroli	4 —
Alcool à 36°.	1 litre et demi.

A l'aide de ces essences, l'eau de Cologne se trouve immédiatement préparée prête à être employée.

Autre recette :

Essence de bergamote	10 grammes.
— cédrat.	10 —
— citron	10 —
— néroli	20 gouttes.
Teinture de benjoin	10 —
Teinture d'ambre	10 —
Alcool à 36°.	1 litre.

Filtrer deux heures après et conserver dans des flacons bien bouchés.

Autre recette :

Essence de bergamote	20 grammes.
— citron	15 —
— lavande	3 —
— néroli	3 —
Teinture de musc	3 gouttes.
Huile essentielle de romarin . . .	10 grammes.
Alcool.	1 litre.

Eau-de-vie de lavande.

Fleurs fraîches de lavande. . . .	500 grammes.
Eau-de-vie.	1 litre.

Faire infuser pendant quelques jours, puis filtrer. On y ajoute ensuite :

Teinture d'ambre	35 grammes.

Eau-de-vie de Gayac. — Comme l'eau de Botot, on l'emploie pour se rincer la bouche après s'être nettoyé les dents ou après avoir mangé. Voici comment on la prépare :

Gayac rapé.	65 grammes.
Eau-de-vie.	1 litre.

Après une dizaine de jours d'infusion, l'alcool est suffisamment saturé pour pouvoir s'en servir, il suffit, pour cela, d'en décanter ce dont on a besoin pour quelques jours et de remplacer ce que l'on retire par la même quantité d'eau-de-vie.

Eau dentifrice pour entretenir la propreté des dents.

Alcool.	500	grammes.
Semence d'anis	25	—
Girofle	5	—
Cannelle en poudre	5	—
Huile de menthe.	1	—

Faire infuser le tout pendant douze heures, puis décanter et filtrer. On ajoute ensuite :

Alcoolat d'ambre.	2 grammes.

Autre recette :

Alcool.	1	litre.
Anis vert	15	grammes.
Girofle	7	—
Gingembre	7	—
Cannelle	10	—
Pyrèthre.	10	—

Faire macérer pendant un mois; au bout de ce temps on filtre et on ajoute à la liqueur obtenue :

Essence de menthe	6 grammes.

Autre recette :

Alcool.	1 litre.
Anis.	35 grammes.
Girofle	7 —
Cannelle	7 —
Cochenille.	2 —

Faire macérer le tout pendant un mois, puis filtrer et ajouter dans la liqueur obtenue :

Huile essentielle de menthe . . . , 5 grammes.

Eau pour nettoyer les mains.

Eau.	500 grammes.
Acide sulfurique.	2 —
Teinture de myrrhe	1 1/2

En se lavant les mains dans cette eau, elles deviendront d'une grande blancheur au bout de quelques jours. Il serait imprudent d'employer cette eau pour le visage, car l'acide sulfurique qu'elle contient pourrait être préjudiciable aux yeux.

Autre recette. — Les mains, chez la femme, ne demandent pas seulement de la propreté, il leur faut encore un certain raffinement de coquetterie, en rendant la peau blanche, souple et douce. On obtient ce résultat en ajoutant à l'eau dont on se sert pour les laver un peu de borax et quelques gouttes d'ammoniaque, on donne de la souplesse et la douceur en ajoutant un peu de gruau à cette eau.

Eau de Portugal. — Excellent parfum pour les mouchoirs. Elle se compose de la manière suivante :

Essence d'orange	30 grammes.
Alcool à 36°.	500 —

On laisse infuser le mélange pendant quelques jours, puis on filtre.

Eau de toilette. — On l'emploie généralement pour aromatiser l'eau avec laquelle on se lave la figure.

Alcool à 22°	800 grammes.
Benjoin	10 —
Encens	10 —
Gomme arabique	10 —
Girofle	5 —
Muscade	5 —
Amandes douces	15 —
Essence de portugal	10 gouttes.
— bergamote	10 —
— citron	10 —

On laisse le tout macérer environ huit ou dix jours. On passe à travers un linge en pressant bien le dépôt, puis on filtre pour mettre en bouteilles.

Autre recette :

Borax pulvérisé	15 grammes.
Eau	500 —
Alcool	100 —

Elixir pour les dents.

Alcool à 30°	500 grammes.
Sulfate de quinine	1 —
Essence de menthe	4 —
Teinture de cochenille	50 —

Encens. — L'encens que l'on brûle pour parfumer les appartements se compose de :

Oliban	100 grammes.
Charbon pulvérisé	100 —
Benjoin	100 —
Baume de tolu	20 —
Storax	2 —

En former une pâte avec de l'eau gommée et en façonner de petits cônes que l'on brûle dans des cassolettes.

Essence royale.

Ambre gris	24 grammes.
Musc	12 —
Civette	4 —
Huile volatile de cannelle	3 —
— roses	3 —
— fleur d'oranger	2 —
Sel de tartre	6 —
Alcool à 80°	850 —

On laisse la liqueur sur le marc et l'on en décante ce dont on a besoin.

Essence de violettes.

Eau	1 litre.
Racine d'iris	500 grammes.

Laisser infuser quelques jours, puis filtrer. On ajoute alors :

Essence de verveine	5 grammes.
— roses	50 centigrammes.
Teinture de storax	6 grammes.

Filtrez douze heures après et mettez en flacon.

Fard. — Cette poudre, dont nous ne saurions trop recommander d'éviter l'emploi aux personnes qui veulent conserver leur santé, n'est généralement, sous quelque nom déguisé qu'on la vende, qu'un oxyde métallique (sulfure de mercure), dont la présence sur la peau, en s'introduisant dans l'économie, y produit de grands désordres.

Son emploi a encore pour effet de détruire les couleurs naturelles que l'on possède, de flétrir la peau. C'est à la nature seule et au bon air qu'il faut demander l'incarnat que donne la santé.

Lotion pour les cheveux.

Alcool rectifié.	250	grammes.
Sulfate de quinine	1/2	—

Laisser infuser pendant douze heures en remuant de temps à autre, puis ajouter :

Rhum vieux.	500	—
Quinquina jaune pulvérisé	50	—

Après trois ou quatre jours d'infusion décanter pour s'en servir.

Huiles parfumées pour les cheveux.

Huiles d'amandes	250	grammes.
Essence de bergamote.	8	—
Teinture d'ambre	6	—

Mêler le tout en chauffant au bain-marie.

Les huiles aromatiques ne se font bien qu'en les soumettant à l'action de la presse et en faisant chauffer en vases clos, munis de couvercles fermant hermétiquement au moyen d'une vis.

Opiat dentifrice.

Corail rouge porphyrisé	65	grammes.
Os de sèche.	16	—
Crème de tartre	16	—
Cochenille.	16	—
Alun	1	.
Miel blanc	160	—

Broyez la cochenille et l'alun dans une petite quantité d'eau, et, après vingt-quatre heures, ajoutez le miel, puis les poudres.

On aromatise avec l'essence de girofle ou encore avec l'essence de menthe ou de fleurs d'oranger.

Pastilles odorantes (voir aussi *Clous fumants*), p. 102.

Charbon léger	100 grammes.
Benjoin.	100 —
Beaume de tolu	35 —
Zestes d'oranges secs	4 —
Roses muscades	6 —
Ambre gris	4 —
Bois de santal.	6 —
Sucre en poudre.	7 —
Gomme adragante.	7 —

dissous dans un peu d'eau de rose.

Le tout concassé, broyé et pétri, on en forme une pâte avec laquelle on confectionne de petits cônes qui, une fois secs, brûlent facilement en répandant une fumée odorante parfumant les appartements. Cette odeur pénétrante ne peut, en aucune façon, servir de désinfectant.

Autre recette :

Myrrhe	7 grammes.
Encens	7 —
Benjoin	7 —
Poudre de charbon.	100 —
Salpêtre en poudre.	10 —
Gomme adragante.	7 —

On fait dissoudre la gomme dans un peu d'eau et, l'incorporant à toutes ces substances réduites en poudre, on en forme une pâte avec laquelle on confectionne de petits cônes qu'on laisse sécher pour s'en servir quand besoin est de parfumer son appartement.

Pâte d'amandes pour les mains.

Amandes amères blanchies dans l'eau bouillante	250 grammes.

La peau enlevée, les piler dans un mortier

pour en former une pâte à laquelle on ajoute :

Farine de riz	40 grammes.
Poudre d'iris	25 —

Incorporez-y 5 ou 6 grammes de carbonate de potasse dissous préalablement dans un peu d'eau de roses, environ 10 grammes d'essence de jasmin, 10 grammes d'essence de néroli. Triturez bien le tout et conservez en pots pour l'usage.

Autre recette. — Prenez :

Miel	250 grammes.

Ajoutez-y quatre jaunes d'œufs et mélangez-les intimement au miel ; ceci fait, versez petit à petit dans ce mélange :

Huile d'amandes douces	250 grammes.

Terminez par y incorporer :

Amandes amères blanchies à l'eau bouillante et pilée	135 grammes.

Aromatisez avec l'essence qui vous semblera la plus agréable et mettez cette pâte dans un pot, elle est prête à être employée de suite.

Pommade à la rose.

Axonge lavée à l'eau de roses . .	32 grammes.
Essence de roses	2 gouttes.

Pommade pour les cheveux.

Moelle de bœuf	350 grammes.
Axonge	250 —
Huile de noisette ou huile d'olive.	30 —
Cire vierge de 30 à 40 suivant les saisons.	
Le jus d'un citron.	

Faire fondre au bain-marie, premièrement la cire, 2° la moelle de bœuf, puis l'axonge et l'huile. Une fois retiré du feu, on y ajoute le jus de citron, puis on bat avec une spatule, jusqu'à complet refroidissement : le tout ne forme plus qu'une crème.

Le lendemain, on fait refondre de nouveau cette pommade au bain-marie, on la passe à travers un linge fin, puis on bat de nouveau avec la spatule de bois. Dès qu'elle commence à se figer, on la parfume, soit avec 35 grammes de rhum, soit avec 20 grammes d'essence de bergamote ou de Portugal.

L'usage des pommades est plutôt nuisible aux cheveux, qu'elle ne leur est utile; aussi, conseillons-nous aux personnes dont les cheveux demandent à être assouplis la recette suivante :

Autre recette. — Se passer simplement sur les cheveux, un mélange de glycérine et de rhum étendu d'eau. En même temps que la glycérine fait l'office de pommade, le rhum, de son côté, nettoie la tête et fait disparaître les pellicules.

Pommade en crème pour le teint.

Cire blanche	10 grammes.	
Blanc de baleine	10	—
Huile d'amandes douces	160	—
Eau de rose	120	—

On commence par faire liquéfier, au bain-marie, la cire et le blanc de baleine dans l'huile, puis on verse le tout dans un mortier préalablement chauffé, en agitant vivement pour y incorporer peu à peu l'eau de rose.

Pommade contre les rides.

Miel de Narbonne..	15 grammes.
Suc d'oignons de lis.	60 —
Cire blanche.	30 —
Eau de rose	15 —

On commence par faire fondre la cire au bain-marie, puis on y ajoute peu à peu les substances désignées ci-dessus en réduisant le tout à la consistance de pommade.

Le soir, après s'être lavé le visage, on s'en frotte avant de se coucher, pour ne l'essuyer qu'au matin.

Poudre dentifrice.

Os de sèche porphyrisés	32 grammes.
Poudre d'iris	32 —
Crème de tartre porphyrisée . . .	24 —
Girolles pulvérisés.	8 —
Laque carminée	32 —

Broyez et mêlez bien le tout sur un marbre ou dans un mortier de même matière.

Autre recette :

Poudre de charbon impalpable. .	8 grammes.
Poudre de quinquina —	8 —
Poudre de magnésie calcinée . . .	5 —

Ajoutez :

Essence de menthe, de cannelle et de néroli quelques gouttes.

Il suffit de bien mêler le tout pour avoir une excellente poudre dentifrice.

Autre recette :

Poudre de charbon	25 grammes. .
— quinquina	25 —
— sucre.	25 —

Cette poudre s'emploie avec la brosse.

Autre recette. — Prendre de la cendre de cigare, la passer dans un tamis, en faire une pâte molle à l'aide d'un peu de glycérine et y ajouter quelques gouttes d'essence de menthe ou de citron.

Autre recette. — Faire griller et carboniser au four un morceau de pain, le pulvériser et le passer au tamis; prendre de cette poudre 50 grammes et y ajouter 50 grammes de poudre de quinquina que l'on y mêle. Cette poudre, d'une extrême douceur, a, comme la cendre de cigare, la propriété de ne pas rayer l'émail des dents.

Poudre de violette, servant à la confection des sachets odorants.

Racine d'iris de Florence	250 grammes.
Poudre de palissandre.	100 —
Graine d'ambrette	50 —
Roseau de provence	15 —
Cannelle pulvérisée	8 —
Girofle	8 —
Ecorce d'orauger	8 —

Le tout, bien pulvérisé, passé au tamis de soie, répand une agréable odeur de violette, due à la présence de l'iris.

Poudre d'œillet, pour sachets odorants.

Fleurs d'œillets sèches	125 grammes.
Roses de Provins	35 —
Sassafras.	30 —
Benjoin	25 —
Graine d'ambrette	8 —
Bois de girofle.	35 —
Santal citrin.	25 —
Coriandre	12 —
Roseau de provence	15 —
Ecorce de bergamote	8 —
Storax.	6 —

Le tout, broyé et pulvérisé, se passe au tamis de soie; puis on y ajoute 4 décigrammes de musc.

Comme on le voit, ce sont à peu près les mêmes substances qui rentrent dans la composition de toutes ces poudres, mais à des doses différentes, suivant que l'on veut faire dominer telle ou telle odeur.

Poudre de riz. — Elle sert à adoucir la peau dont elle fait disparaître les rougeurs.

Voici comment on la prépare :

Faire tremper pendant deux ou trois jours dans l'eau, en la renouvelant plusieurs fois, 500 grammes de riz bien épluché, puis le passer au tamis en pressant doucement dessus, pour en faire sortir toute l'eau. Ceci fait, on dépose le riz sur un linge propre et on l'expose à l'air, pour le faire sécher. On introduit alors le riz dans un mortier en marbre, que l'on recouvre d'un linge. On le réduit en poudre impalpable que l'on passe à travers un linge de toile, lié sur un pot, et formant pochette, pour aider le passage de la poudre.

Le seul avantage que l'on retire de faire soi-même cette préparation, c'est que l'on est sûr d'avoir une poudre exempte de toutes matières étrangères nuisibles soit à la peau, soit à la santé.

Sachets odorants, pour parfumer le linge.

Feuilles de roses desséchées. . .	300 grammes.
Iris de Florence.	200	—
Clous de girofle en poudre. . . .	15	—
Noix de muscade	15	—
Ambrette	25	—

Introduisez le tout dans des sachets, après mélange intime.

Savons pour la toilette. — Presque tous les savons de toilette sont nuisibles à la peau, parce qu'ils contiennent des substances caustiques et principalement de l'alcali. Nous engageons donc les personnes qui s'en servent à leur faire subir l'opération suivante.

Savon de toilette.	1000 grammes.
Marne très pure	150 —
Potasse	2 —

Le tout bien divisé, on le mêle ensemble et avec un peu d'eau, pour en former une pâte un peu liquide. On fait bouillir en remuant continuellement, et arrivé à ce point on coule dans des moules.

Vinaigre de toilette.

Vinaigre de vin.	1 litre.
Fleurs de sureau	3 têtes.
Pétales de roses.	2 poignées.
Œillets rouges odorants.	1 —

Faire macérer le tout pendant trois mois, puis filtrer. Ce vinaigre, qui ne contient aucune partie acide, est excellent pour la peau.

Autre recette :

Faire macérer pendant huit ou dix jours un kilogramme de framboises, que l'on écrase légèrement, dans un litre de bon vinaigre de vin ; filtrer et mettre en bouteille. On a ainsi un très bon vinaigre de toilette framboisé, dont il suffit d'ajouter quelques gouttes à l'eau servant aux ablutions, pour la parfumer.

Vinaigre de senteur.

Essence d'ambre.	1	gramme.
— de lavande	1	—
— de girofle	1/2	—
— de romarin	1/2	—
— de cannelle	2	gouttes.
Acide acétique.	30	grammes.
Baume noir du Pérou	7	—

C'est de ce vinaigre que l'on se sert pour imprégner le coton ou, mieux encore, les cristaux de sulfate de potasse que renferment les flacons de poche que portent les dames, et qui les parfument si agréablement.

Vinaigre des quatre voleurs. — Voir page 95.

Vinaigre de toilette.

Bon vinaigre de vin	1	litre.
Roses de Provins et autres.	200	grammes.
Fleurs de jasmin	50	—
Feuilles de verveine	50	—
Mentol	50	—

Il faut laisser infuser le tout pendant un mois, puis filtrer et mettre en bouteilles.

TABLE DES MATIÈRES

PREMIÈRE PARTIE

HYGIÈNE

DEUXIÈME PARTIE

MÉDECINE DOMESTIQUE

TROISIÈME PARTIE

PHARMACIE USUELLE ET DOMESTIQUE

QUATRIÈME PARTIE

PARFUMERIE

ÉVREUX, IMPRIMERIE DE CHARLES HÉRISSEY